YORi-SOU BOOKS

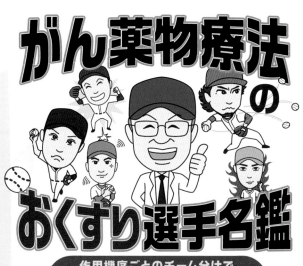

がん薬物療法の おくすり選手名鑑

作用機序ごとのチーム分けで
特徴・使い分け・ケアポイントが
パッとつかめる！

［編著］

三嶋秀行
愛知医科大学病院 臨床腫瘍センター　教授

槇原克也
淀川キリスト教病院 薬剤部　係長

MC メディカ出版

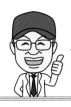

　がんの治療に使う薬（抗がん薬）は、今までの薬を改良したり、組み合わせたり、全く新しい種類など、毎年新しい薬が複数登場しています。情報量が多すぎて、がん専門の薬剤師ならともかく、医師や看護師がすべての最新情報をタイムリーに取り入れるのはなかなか難しいと思います。

　新薬の説明書を読んでも簡単には覚えられませんが、「遊び感覚で興味を持てば全体像が見えやすくなり、意外とすっと入ってくるのでは？」ということを期待して、2017年に野球をイメージした「がん化学療法 おくすり選手名鑑」を、当時の『プロフェッショナルがんナーシング』誌で企画しました。今回はその大幅改訂＆パワーアップ版です。野球に興味がない人でも、日本ハムから大リーグのエンゼルスに行って投手と野手の二刀流で大活躍中の大谷翔平選手のことなら、少しは知っているかもしれません。大谷選手が投手と野手に専門細分化された大リーグ野球の常識を変えたように、薬の種類も大きく変わりつつあります。

　抗体薬物複合体（チームADC）は、抗体に薬（殺細胞薬）をくっつけたもので、抗体が薬の運び屋としてはたらいてがん細胞に到達し、そこでくっついていた薬が離れてがん細胞で効果を発揮するという、一種のDDS（ドラッグデリバリーシステム）です。薬の二刀流ととらえてよいかもしれません。メリットは正常細胞への影響を抑え、作用範囲が広い殺細胞薬を使えることです。副作用に関しては、抗体と薬（殺細胞薬）を一つの薬としてではなく、それぞれの副作用を分けて考えると理解しやすいでしょう。

　チームローモレ（低分子化合物）では、所属選手が前回の17人から38人と、大幅に増えました。また、前回はエムリーグのチームアンティボに所属していた免疫チェックポイント阻害薬は、今回は新リーグであるアイリーグ所属となり、そのなかで、チームワンとチームフォーに分かれています。この2つは、特に注目してほしいところです。

　本書により、皆さまのがん薬物療法薬への理解が進むことを願っています。

　2021年11月

　　　　三嶋秀行　愛知医科大学病院 臨床腫瘍センター　教授

Contents

1イニング　チーム力分析と選手采配の考えかた

2イニング　チーム＆選手紹介

シー（cytotoxic anti- cancer agent）リーグ（殺細胞性抗がん薬）

エム（molecularly-targeted therapy）リーグ（分子標的薬）

Contents

9 チームエーディシー：抗体薬物複合体　チーム紹介 ……… 142

薬剤・製品名一覧

9

薬剤・製品名一覧

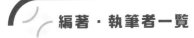

編著・執筆者一覧

編 著	三嶋秀行	愛知医科大学病院 臨床腫瘍センター　教授
	槙原克也	淀川キリスト教病院 薬剤部　係長

執筆項目	執　筆	所　属
ケモリーグ開幕！	三嶋秀行	愛知医科大学病院 臨床腫瘍センター　教授
1イニング　1	槙原克也	淀川キリスト教病院 薬剤部　係長
2イニング　5 チーム紹介、21〜30		
reference　1(1)、2		
1イニング　2	築山郁人	名城大学 薬学部 病態解析学Ⅱ　教授
2イニング　8 チーム紹介、52〜89		
reference　3		
1イニング　3	森本茂文	神戸市立西神戸医療センター 薬剤部　薬剤部長
reference　2		
2イニング　1 チーム紹介、1〜6	宮澤憲治	独立行政法人国立病院機構 金沢医療センター 薬剤部　副薬剤部長
2イニング　2 チーム紹介、7〜9	渡邊裕之	パナソニック健康保険組合 松下記念病院 薬剤部　課長
2イニング　3 チーム紹介、10〜17	庄野裕志	独立行政法人国立病院機構 東近江総合医療センター 薬剤部　副薬剤部長
2イニング　4 チーム紹介、18〜20	石原泰子	公益財団法人大原記念倉敷中央医療機構 倉敷中央病院 薬剤部　主任
2イニング　6 チーム紹介、31〜39	野口裕介	京都第二赤十字病院 薬剤部 薬剤指導管理課　課長
2イニング　7 チーム紹介、40〜43、45〜47	土谷有美	京都第一赤十字病院 薬剤部　部長
2イニング　7 44、48〜51	小森桂子	京都第一赤十字病院 薬剤部
2イニング　9 チーム紹介、90〜96	江尻将之	愛知医科大学病院 薬剤部　主任
2イニング　10 チーム紹介、97〜101	江島智彦	京都第二赤十字病院 薬剤部
2イニング　11 チーム紹介、102		
2イニング　12 チーム紹介、103、104	福井梨乃	淀川キリスト教病院 薬剤部
2イニング　13 チーム紹介、105〜107		
2イニング　14 チーム紹介、108、109		
reference　1(2)(3)	淺野耕太	京都第二赤十字病院 外来化学療法センター 看護師長／がん看護専門看護師

⚾ チーム紹介
各チームの１・２ページ目では、チームの特徴や強み・弱みと注目ポイントを紹介！

このチームの主力選手
所属投手と規格（投与経路）一覧。加入選手（2016年１月以降発売の新規薬剤）は下線で表記

チームの特徴がざっくりわかる３球３振！
チームの特徴を、３つの問いを通してざっくり解説

ファーム通信（該当チームのみ）
チームとしての、今後の展望

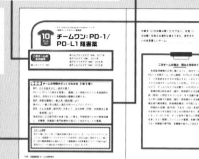

⚾ 主力選手紹介
各チームの３（４）ページ目より、各薬剤の特徴と注目ポイントを解説！

各薬剤DATA（項目は薬剤による）
催吐性リスク、血管外漏出による皮膚障害のリスク（注射薬）、適応のがん種、主な副作用、代謝経路、主なレジメン、排泄物処理に曝露対策（PPE着用）が推奨される期間のめやす

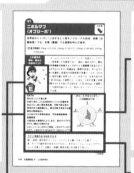

レーダーチャートのみかた
・経済性：【1. 高価】→【5. 安価】
・副作用コントロール：【1. コントロールしにくい】→【5. コントロールしやすい】
・使いやすさ（投与管理の簡便さなど）：【1. 使いづらい】→【5. 使いやすい】
・毒性の強さ：【1. 弱い】→【5. 強い】
・人気（使用される頻度）：【1. 低い（あまり使われない）】→【5. 高い（頻出薬）】

ファン（患者さん）からのQ&A
その薬剤について、よく質問されることや、その質問に対するコンパクトな回答

各薬剤の特徴をズバリまとめた投手タイプ

勝負強いタイプ
１次治療に多く採用される人気薬剤

スタミナタイプ
長く投与して効き目が現れる（毒性が弱い）薬剤

スピードタイプ
投与後すぐに効き目が現れる（毒性が強い）薬剤

コントロールタイプ
防御率（奏効率）が高い薬剤

球種が多いタイプ
いろいろながん種に使用できる薬剤

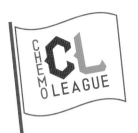

CHEMO CL LEAGUE

1イニング

チーム力分析と
選手采配の考えかた

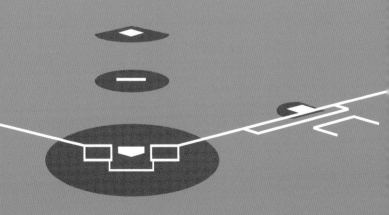

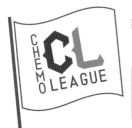

1 ケモリーグのなりたち
～各クラスエフェクトの 特徴と使い分け～

槙原克也（まきはら・かつや）淀川キリスト教病院 薬剤部 係長

どのような薬がどのように使われてきたか

●抗がん薬開発のきっかけ

　抗がん薬開発の歴史は、第1次世界大戦と第2次世界大戦で使用された毒ガスであるナイトロジェンマスタードから始まります。第2次世界大戦の最中、ドイツ軍の爆撃を受けてアメリカの輸送船に積んでいたナイトロジェンマスタードが漏出し、多くの兵士達が白血球の大幅な減少による感染症が原因で死亡しました。この悲劇をきっかけとし、ナイトロジェンマスタードが白血病や悪性リンパ腫の治療薬として使われ始めました。以後、ナイトロジェンマスタードの毒性を弱めたナイトロジェンマスタードN-オキシド（ナイトロミン）が日本で開発されましたが、現在の臨床では使用されていません。しかし、ナイトロジェンマスタードなどのアルキル化薬は、主に白血病や悪性リンパ腫などに効果が認められ、現在はシクロホスファミドやイホスファミド、ベンダムスチンなどの抗がん薬が使用されています。

　一方、1950年代以降にはマイトマイシンCやブレオマイシンなどの抗生物質由来の抗がん薬が発見され、さらにドキソルビシンなどのアントラサイクリン系抗がん薬は白血病や乳がんなどのがん種で中心的に使用されるようになりました。また、植物アルカロイドであるビンブラスチン、代謝拮抗薬であるフルオロウラシル、メトトレキサートが開発され、1970年代にはシスプラチンなど分子構造に白金（プラチナ）を含む白金製剤が登場し、その後はこれらのさまざまな薬剤が系統別に開発されました。植物アルカロイドはトポイソメラーゼ阻害薬と微小管阻害薬に分けられ、ドキソルビシンによる心機能障害のリスクを軽減したエピルビシン、シスプラチンの腎障害のリスクを軽減したカルボプラチンやオキサリプラチン、フルオロウラシルのプ

シーリーグ

チーム アルキル

古豪のチーム。血液腫瘍の領域で中心的な役割を担ってきた。

チーム プラチナ

先発ピッチャーが多く、多くのがん種で使用。神経障害やアレルギーなどの蓄積毒性に注意。

チーム アンチビオ

乳がん、血液がん、婦人科がんなど広いがん種で使用。累積投与量に依存する毒性で、選手生命の短い選手も多い。

エムリーグ

チーム アンティボ

制球力・スタミナの高さを併せもつピッチャーも多い。

チーム ローモレ

バッターとの相性次第で一撃必殺できるピッチャーと、マルチプレイヤーだが故障や調整が必要なピッチャーの2つのタイプに分かれる。

チーム トポイ

主に肺がんや大腸がん、胃がん、卵巣がんに使用。時間をかけて治療する粘りのピッチングタイプの選手が多い。

チーム アンタゴ

ベテラン選手が多く消化器がんで中心的な役割を担う。がん細胞の増殖を抑える変化球を投げるピッチャーが多い。

チーム インヒビ

先発から中継ぎまで幅広いラインナップがそろう。末梢神経障害による調整が必要。

チーム エーデイシー

チームアンティボとチームインヒビやチームトポイを融合したハイブリッドリーム。はまると一発逆転が期待できる。

アイリーグ

チーム ワン

先発から中継ぎまで幅広くこなす。キャッチャーとの相性がよければ、選手生命は長くなる。

チーム フォー

1回効果が現れると、長く効果を維持できることもあるが、一部のがん種では登板回数が4回に制限されている。

エイチリーグ

チーム アゴニ

ほかのチームよりも投球回数は少なく、選手をあざむく隠し球の名手。

チーム アロマ

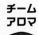

ほかのチームよりもストライクゾーンは狭い。乳がんの術後では5〜10年の選手生命がある。

チーム エストロゲン

乳がんで使用され、閉経状態に関係なく使用できるためストライクゾーンが広いが、血栓症や高脂血症、体重増加などの副作用もある。

15

ロドラッグ（体内あるいは目標部位に到達してから薬理活性を持つ薬剤）である経口フッ化ピリミジン製剤など、現在も中心的に使用されている抗がん薬の主流派が出そろいます。

●抗がん作用を持つホルモン薬

　抗がん薬に次いで、乳がんや前立腺がんなどでは、特定のホルモンによってがんの増殖が促進されることがわかってきました。乳がん患者の約7割で、エストロゲンにより増殖するタイプのがんである**ホルモン受容体陽性乳がん**が存在します。乳がんでは卵巣からエストロゲンの分泌を抑制する LH-RH **アゴニスト製剤**、乳がん細胞においてエストロゲンの受容体をブロックする**抗エストロゲン薬**、閉経後乳がんの患者に対し、男性ホルモンからエストロゲンに変換する酵素を阻害する**アロマターゼ阻害薬**が開発されてきました。また、前立腺がんは精巣や副腎から分泌されるテストステロンによりがんが増殖します。精巣からの男性ホルモンの分泌を抑制する LH-RH **アゴニスト**、前立腺がん細胞内においてアンドロゲン受容体をブロックする**抗アンドロゲン薬**、男性ホルモンに拮抗する**エストロゲン薬**などが使用されています。

●分子標的薬の開発

　一方、1990 年代後半にはがんの増殖にかかわる特定の分子の働きを阻害する分子標的薬が開発され、1997 年に悪性リンパ腫に対して国内初の分子標的薬であるリツキシマブが認可されました。

　分子標的薬にはさまざまな作用機序を有する薬剤がありますが、大きく分けるとモノクローナル抗体薬と低分子化合物の2種類に分けることができます。

　モノクローナル抗体薬とは、がんの増殖にかかわる特定の分子を標的として結合する抗体製剤であり、リツキシマブのほかにヒト上皮増殖因子受容体2型（human epidermal growth factor receptor type2；HER2）に結合するトラスツズマブや、血管内皮細胞増殖因子（vascular endothelial growth factor；VEGF）に結合するベバシズマブといった薬剤が開発されてきました。

　一方、**低分子化合物**は分子量が小さいため細胞の内部に入り込み、特定の分子による細胞増殖シグナルの活性を阻害します。2001 年に認可されたイ

マチニブは、慢性骨髄性白血病患者の BCR-ABL という異常な染色体により発生する BCR-ABL チロシンキナーゼ活性を選択的に阻害することにより効果を発揮しますが、イマチニブの登場により慢性骨髄性白血病の治療成績は飛躍的に向上しました。

　従来の殺細胞性抗がん薬は、がん細胞だけでなく細胞分裂の激しい正常な細胞にもダメージを与えるため、多くの副作用が発現します。一方、分子標的薬はがん細胞の増殖にかかわる特定の分子を選択的に阻害するため、副作用の少ない"魔法の薬"のように開発当初は期待されました。しかし、実際にはこれまでの殺細胞性抗がん薬とは異なった**分子標的薬特有の副作用が存在し、標的とする分子によって副作用の対処法が異なる**こともわかってきました。また、非小細胞肺がんに対するゲフィチニブによる間質性肺炎のように、副作用による死亡例が報告された薬剤もあり、使用にあたっては適切な患者選択が求められるようになりました。

●免疫チェックポイント阻害薬の登場

　さらに分子標的薬の研究は加速し、一部の分子標的薬では特定の細胞増殖因子を生み出す異常な遺伝子やタンパクなどの"バイオマーカー"と呼ばれる効果予測因子が発見され、2000 年代よりがん薬物治療は分子標的薬による個別化治療へとパラダイムシフトしてきました。また、2014 年にはモノクローナル抗体により、Tリンパ球の免疫機能を抑制するブレーキを解除することによって、がん細胞を攻撃させる免疫チェックポイント阻害薬も認可され、いよいよがんの免疫療法が保険診療で行なわれるようになりました。

　本書は、これらの殺細胞性抗がん薬や分子標的薬を野球選手にたとえ、作用機序による分類を野球チームとすることで、それぞれの薬剤の特性や注意点をわかりやすく解説します。

殺細胞性抗がん薬と分子標的薬それぞれのクラスエフェクトの特徴（チーム力の分析）

　今期のケモリーグは 14 チームから成り立っています。伝統的なチームや勢いがあるチーム、新興チーム、さまざまです。

殺細胞性抗がん薬はシーリーグとして、それぞれの作用機序の違いから、①チームアルキル（アルキル化薬）、②チームプラチナ（白金製剤）、③チームアンチビオ（抗がん性抗生物質）、④チームトポイ（トポイソメラーゼ阻害薬）、⑤チームアンタゴ（代謝拮抗薬）、⑥チームインヒビ（微小管阻害薬）に分けられます。

一方、分子標的薬はエムリーグとして、⑦チームアンティボ（抗体薬）、⑧チームローモレ（低分子化合物）、⑨チームエーディーシー（抗体薬物複合体）に分けられます。

アイリーグは免疫チェックポイント阻害薬、⑩チームワン（PD-1/PD-L1阻害薬）、⑪チームフォー（CTLA-4阻害薬）の2チームです。

最後に、ホルモン薬のエイチリーグです。⑫チームアゴニ（LH-RHアゴニスト製剤）、⑬チームアロマ（アロマターゼ阻害薬）、⑭チームエストロゲン（抗エストロゲン薬）で構成されます。

●シーリーグ

シーリーグには、がん細胞の分裂を阻害するためにさまざまなタイプのチームが存在します。

シーリーグの**チームアルキル**は古くから使用されてきた古豪のチームであり、骨髄抑制以外の致命的な副作用が少ないという特徴を持つことから、主に血液腫瘍の領域で中心的な役割を担ってきました。また、大量に投与することで、骨髄移植にも用いられます。

チームプラチナは肺がんや卵巣がん、胃がん、食道がん、大腸がんなど多くのがん種で用いられますが、神経障害やアレルギーなどの蓄積毒性があるため、使用回数は限られます。また、ほとんどが一次治療で使用される薬剤である先発ピッチャーが多いチームです。

チームアンチビオは、微生物によって産生された化合物から分離して作られた薬剤のチームです。主に乳がんや急性白血病、悪性リンパ腫、卵巣がん、子宮がん、精巣腫瘍など幅広いがん種で使用されますが、心障害や肺障害など、累積投与量に依存する毒性が報告されている薬剤も多いため、比較的選手生命の短い選手が多いチームです。

チームトポイは主に肺がんや大腸がん、胃がん、卵巣がんなどのがん種で使用されます。特定の細胞周期に作用するため、一度にたくさんの量を使う

ことはほとんどなく、頻回に時間をかけて治療することで効果を発揮する粘りのピッチングタイプの選手が多いチームです。

　チームアンタゴは、古くから使用されているベテラン選手が多く、細胞分裂に必要な材料の類似物質を取り込ませることでがん細胞の増殖を抑える変化球を投げるピッチャーが多いチームです。消化器がんで中心的な役割を担ってきました。

　チームインヒビは主に血液腫瘍、乳がん、肺がん、卵巣がん、胃がんなどのがん種で使用され、先発から中継ぎまで幅広いラインナップがそろっています。副作用である末梢神経障害により、用量の制限や投与スケジュールの変更等の調整が必要となることがあり、日常生活に支障をきたすこともしばしばあります。そのため、日々のコンディションを確認しながら治療を進めていく必要があります。

●エムリーグ

　一方、エムリーグでは高薬価な薬剤が多く、平均年棒はシーリーグよりもはるかに高くなります。

　チームアンティボは、がんの増殖因子を特異的にターゲットにすることから制球力の高いピッチャーが多く、体の中で長時間とどまることからスタミナの高い選手も多いチームです。

　チームローモレには、主に2つのタイプのピッチャーが存在します。1つは特定の遺伝子異常を持ったがんに劇的に効果を発揮する薬剤であり、バッターとの相性の善し悪しがある反面、一撃必殺の決め球を持つピッチャーです。もう1つのタイプは複数の増殖因子に作用するマルチプレイヤーですが、骨髄抑制や皮膚障害、倦怠感、高血圧などさまざまな副作用が発現するため、用量の制限や投与スケジュールの変更などの調整が必要となります。

　チームエーディーシーは、抗体部分で相手の弱点を探し、薬物部分で相手の打者を打ち取る新しいチームです。抗体部分をいろいろと変えることで、幅広いがん種に用いることができるようになってきました。副作用対策としては、抗体部分と薬物部分の両方を頭に入れる必要があります。抗体部分のインフュージョンリアクションや、殺細胞性抗がん薬による骨髄抑制・末梢神経障害などに気を配ります。

●アイリーグ

　アイリーグには、免疫機能を抑制するブレーキを解除するために２つのタイプのチームが存在します。また、薬価が非常に高く、平均年棒はケモリーグで最も高くなります。上市されてから年数はまだまだ短いため、ほかのリーグに比べて若手の選手が多いですが、近年ではがん治療の中心的役割を担いつつあります。

　チームワンでは、まず最初に悪性黒色腫で使用されるようになり、次いで肺がんや腎細胞がんのほか、消化器がん、尿路上皮がんなど今や多くのがん種で使用されています。遺伝子変異量の多いがん種や腫瘍細胞に発現し、Ｔリンパ球の活性低下に影響を及ぼす PD-L1 というタンパクの発現量の多いがんに高い有効性を示すことがわかっています。先発から中継ぎまで幅広くこなせますが、効果のある一部の患者では数年間使用し続けることもあり、キャッチャーとの相性がよければ選手生命が長くなります。

　チームフォーは、悪性黒色腫や腎細胞がん、非小細胞肺がん、悪性胸膜中皮腫などで使用されます。Ｔリンパ球のブレーキを解除するだけでなく、Ｔ細胞を直接活性化する作用も併せ持つため、免疫の過剰反応による“もろ刃の剣”にもなり得ます。一度効果が表れると長期間に渡って効果を維持できる可能性がありますが、一方で非小細胞肺がんや悪性胸膜中皮腫以外では使用回数が４回までに制限されており、選手生命が短いことがあります。

●エイチリーグ

　エイチリーグでは、特定のホルモンの働きを抑えるさまざまなタイプのチームが存在します。ほかのリーグに比べて副作用による患者の体への負担は少なく、古くから使用されているため、ベテランで先発ピッチャーとしての役割を果たすことが多い選手がそろっています。

　チームアゴニは前立腺がんと乳がんで使用されます。ほかのチームよりも投球回数が少なく、月に１回や３カ月に１回、６カ月に１回、製剤のラインナップが存在します。また、下垂体から分泌されるホルモンに似た偽物の物質を体に入れることで、結果的に本来のホルモンの分泌を抑制する作用を持つ、まさに相手をあざむく隠し球の名手です。

　チームアロマは閉経後乳がんに限定して使用されます。そのため、ストライクゾーンは狭いものの、術後補助療法では５〜10 年の選手生命がありま

す。また、関節痛や骨折などの副作用が現れることがあり、ほかのチームよりも骨折による怪我が心配されます。

　チームエストロゲンではエストロゲン受容体をブロックする選手と、エストロゲン受容体を減らす選手の2つのタイプが存在します。乳がんで使用され、閉経状態に関係なく使用できるためストライクゾーンが広く、チームアロマと同様に術後補助療法では5〜10年の選手生命があります。一方、血栓症などの副作用があり、心筋梗塞や脳梗塞などの既往がある患者では使用しにくい選手です。また、高脂血症や体重増加などの副作用もあり、適度な運動などのトレーニングが必要とされる選手が多いです。

　がん治療では、それぞれの同じチームに属する薬剤どうしを組み合わせることはほとんどなく、それぞれ異なる特徴を持つもしくは毒性が重ならない複数の薬剤を併用する多剤併用療法や単独で使用する単剤療法により、進められていきます。

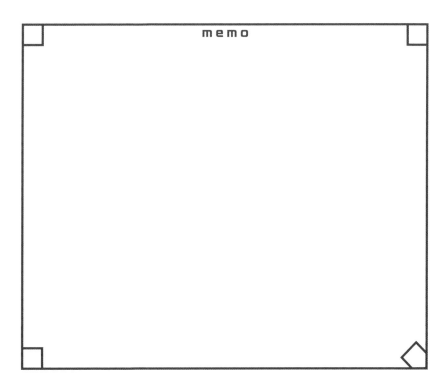

memo

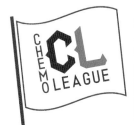

2 治療戦略を読み解く

～レジメンの見かた、読みかた～

築山郁人　名城大学 薬学部 病態解析学Ⅱ　教授

抗がん薬とがんの関係

　ピッチャーとバッターに相性があるように、抗がん薬とがんにも相性があり、すべてのがんに効くわけではありません。相性を調べて、特定のがんに対して効果が確認された抗がん薬を選んで使います。

　ピッチャーは、ストレートだけではなくカーブやシュート、スライダー、フォークなどいろいろな球種を駆使してバッターを打ちとるように、がん薬物療法も、異なる作用の抗がん薬を組み合わせてがんと戦います。がんは異なる小さながん細胞の集団で、成長するにつれてまた環境によってどんどん変化していきます。がん細胞は、細胞分裂の準備中のものもあれば、今まさに分裂しているものなど、入り乱れています。一つの抗がん薬だけでこれらのさまざまな成長段階や性質を持ったがん細胞をすべて仕留めることが難しい場合には、さまざまな成長段階や性質に作用する抗がん薬を同時に使って、効果を高めます。

なぜ休薬期間が必要なのか？

　野球選手は、毎日先発で投げていたら疲労がたまってミスをしたり、怪我をしたりしてしまうので、毎回同じ投手（選手）ではなくて、交替して休息期間を取ります。抗がん薬が体に入ると、正常細胞もダメージを受けます。このダメージを回復するには休息が必要です。休息がないと命にかかわることさえあるので、抗がん薬治療において休薬期間はとても大切です。

抗がん薬治療のスケジュールをまとめたものがレジメン

　がん薬物療法に用いる薬の種類や組み合わせ、投与量、休薬期間を含めたスケジュールをすべて兼ね備えているのが「レジメン」です（p.24・25図）。レジメンのシステムを使用すると、薬の組み合わせ間違い、投与量の間違い、休薬期間の間違いなどを防ぐことができます。しかし、レジメンのシステムを使用しないと、毎回、薬の種類、組み合わせ、投与量、休薬期間をマンパワーで確認しなくてはならず、ヒューマンエラーが起こりやすくなります。

　抗がん薬の投与管理で起こった事故を振り返ると、規定の数倍量の薬が一気に入ったり、休薬期間をとって投与しなければいけないところを連続して投与してしまったりして、重篤な副作用や生命の危機に直面するような事態になっています。このようなことが起こらないようにするために、レジメンを確認し、投与量や休息の時間を確認していきましょう。

レジメンの具体点な見かた、読みかた

　レジメンは、抗がん薬の種類、投与量、投与スケジュールだけでなく、輸液や支持療法も含みます。これらを一元管理して多職種で共有することにより、医師が処方する場面、薬剤師が事前チェックや混合調製する場面、看護師が実際の投薬にかかわる場面、それぞれにおいて、さまざまな専門職の視点からの相互チェック体制が実現し、リスクの高い抗がん薬治療の安全性を確保して実施運用できるようになります。

　レジメンの具体例として、進行再発大腸がんの FOLFIRI ＋ Rmab 療法を示します。そもそもレジメンの名称はアルファベットばかりで、はじめて見た人には「これは何だろう？」と思われがちですが、基本的にそのレジメンに使われる薬剤名だったり、薬剤名の一部をくっつけたりしたものとなります。「FOLFIRI」はフルオロウラシルとレボホリナート、イリノテカンの３剤の一部をくっつけたものです。「Rmab」は分子標的薬のラムシルマブです。これがわかると、用いられる抗がん薬がわかります。

　それでは、実際のレジメンの例とともに内容をみていきましょう。

レジメンの例

FOLFIRI＋Rmab 療法【フルオロウラシル＋レボホリナート＋イリノテカン＋ラムシルマブ】
2 週ごと 353,900 円

【注意！】投与順序が異なると副作用が出やすくなることもある

多くの抗がん薬が mg/m^2（体表面積あたり）だが、mg/kg（体重あたり）の抗がん薬もある

【注意！】投与時間は効果と副作用のバランスで決められている。投与速度を遅くしても副作用が減るとは限らないため、規定どおりに投与する

投与順序	薬剤名	略号	投与量	投与法	投与時間	投与日
0（前投薬）	アロキシ	PALO	0.75mg	点滴静注	15 分	day 1
	デカドロン	DEX	9.9mg			
	生理食塩液		50mL			
1	サイラムザ	Rmab	8mg/kg	点滴静注	60 分	day 1
	生理食塩液		100mL			
2	トポテシン	CPT-11	150mg/m^2	点滴静注	90 分	day 1
	5% ブドウ糖液		250mL			
2	アイソボリン	I-LV	200mg/m^2	点滴静注	120 分	day 1
	5% ブドウ糖液		250mL			
3	5-FU 注	5-FU	400mg/m^2	急速静注	全開	day 1
	生理食塩液		50mL			
4	5-FU 注	5-FU	2,400mg/m^2	持続静注	46 時間	day 1-2
	生理食塩液		計 92mL（5-FU と合わせて）			
1 サイクル期間	14 日間		総サイクル数	進行まで		

休薬期間を含めた 1 サイクルの全日数（次サイクルまでの標準期間）

総サイクル数は、レジメン、がん種、病期により異なる

一般に、抗がん薬投与開始日を day1 として、day2、day3……と表記する。本レジメンは day14 まで

同時に投与開始する。混合せずに、並列につなぐ

＊薬剤名表記は製品名

本書でのレジメン表記例（p.206〜222）

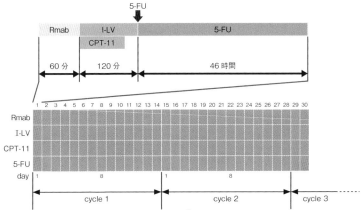

Rmab：ラムシルマブ（製品名サイラムザ®など）
I-LV：ロイコボリン（製品名アイソボリン®など）
CPT-11：イリノテカン（製品名トポテシン®など）
5-FU：5-フルオロウラシル（製品名FU注®など）

●投与順序

レジメンでは、抗がん薬の投与順序が規定されています。抗がん薬治療では、投与順序が異なると副作用が発現しやすくなることがあるため、投与順序を守って実際の投与を行うことが大切です。

●投与時間

決められた投与時間を守りましょう（投与時間も示されています）。たとえば、副作用が発現した場合に投与速度を遅くして対応することは日常診療でもあります。しかしパクリタキセルなど、抗がん薬によってはゆっくり投与するとかえって副作用が発現しやすくなることもあるため、注意が必要です。

●副作用対策

インフュージョンリアクションやアナフィラキシーなど、投与中に発現する副作用にはあらかじめ対応できるよう、レジメンで確認し、準備しておく必要があります。抗がん薬が漏れた場合には、抗がん薬によって組織障害性（起壊死性、炎症性、非壊死性）が異なります。漏れた抗がん薬の処理に備えて、投与開始前にあらかじめ抗がん薬の組織障害性を把握しておくことも大

切です。野球にたとえるとすれば、デッドボールやワイルドピッチになった場合に乱闘騒ぎになるリスクが高いかどうか、打者やチームメンバーを見て慎重に判断して勝負する必要があります。

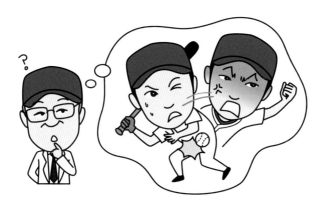

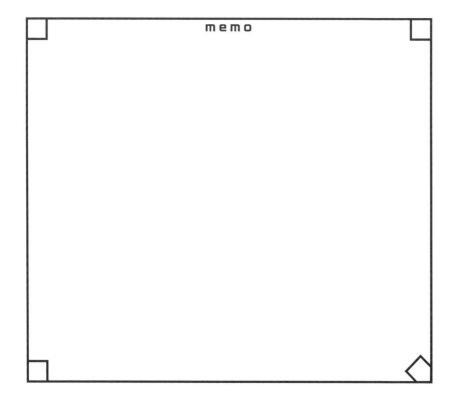

memo

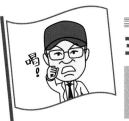

3 今期のケモリーグを大予想

～がん薬物療法の今とこれから～

森本茂文（もりもと・しげふみ）　神戸市立西神戸医療センター 薬剤部　薬剤部長

ケモリーグはこれからどうなる？

　20世紀半ば、毒ガス兵器マスタードガスを改良したナイトロジェンマスタードは、アルキル化薬の第1号として抗がん薬の歴史の1ページ目を開きました。そして、その構造に変化を加えて副作用を軽減した物質としてシクロホスファミドが開発され、がん薬物療法の幕が開かれました。そのあと、フルオロウラシルやシスプラチンなど、現在でもキードラッグとなる殺細胞性抗がん薬の開発に至り、21世紀、腫瘍増殖のカスケードのdriver mutation（遺伝子変異）に選択的に作用し阻害する多種多様な分子標的薬が登場、高血圧や皮膚障害などの副作用管理が継続に大きく影響することは問題でしたが、現在では治療支援科との連携も進み、**輝かしい時代**となりました。

　近年、がん治療の新しいアプローチとして、免疫チェックポイント阻害薬が登場し、注目を集めてきました。その働きをする物質を発見した日本人がノーベル賞を受賞したことは、記憶に新しいと思います。がん細胞は長い歳月を経て増大しますが、その途中で同じ大きさを維持している時期があります。それは、がんの増殖する力と身体のそれを抑えようとする免疫力が戦い、両者一歩も譲らない期間で、野球にたとえると投手戦です。しかし、徐々に免疫が効かなくなり、がん細胞は大きくなります。つまり、がん細胞は、免疫系から攻撃されにくい性質を獲得するとともに、免疫を抑制する機能までも獲得して自身を防御してしまうのです。野球のイニングでいうと6回、これまで好投していた投手も徐々に疲れ、打者も相手投手の球種に慣れてバットに当たり始める……、そして7回のビッグイニングに突入するイメージです。

　がん免疫チェックポイント阻害薬は、患者自身が有している免疫監視の機

能を使ってがんを攻撃、排除するのが最大の特徴で、従来の殺細胞性抗がん薬はがん細胞を直接標的としている点が異なり**あっぱれ**です。

2017年から注目された免疫チェックポイント阻害薬。その真価は!?

　これまでのがん医療は、臓器別に分かれて実施されてきました。近年、腫瘍分子生物学的な共通性が明らかになってきており、臓器横断的ながん薬物療法の臨床研究が実施されています[1]。2017年から注目されたのは、免疫チェックポイント阻害薬でした。免疫抑制経路をコントロールするT細胞表面に発現する免疫チェックポイント分子は、がんを認識した後に発現するため、免疫チェックポイント阻害薬はさまざまながんに対して効果を発揮する可能性があり、今後も、多くのがん種での活躍が期待され、2017年に頭頸部がん、進行再発胃がん、2020年に結腸・直腸がん、食道がんなどに適応追加されました。

　また、長期生存期間の効果を発揮するための併用療法（併用薬剤候補は、別の免疫チェックポイント阻害薬、がんワクチン、腫瘍溶解性ウイルス、分子標的薬、抗体医薬品）などの検討も行われています。0対0の投手戦の均衡を破り、ビッグイニングになる前に投手交代し、抑え込むドラフト1位の大型新人投手、**まさにあっぱれ**です。

抗がん薬治療はいつ、どのように中止するべきか?

　このような各種抗がん薬、分子標的薬のラインナップがそろい、多剤併用療法の標準療法、臨床試験、最新療法が進行・開発される現在、患者・家族の治療への期待も高まっています。その反面、薬物療法中止のタイミング、つまり「抗がん薬治療をいつ、どのように中止するべきか」が話題となっています。いつ抗がん薬を中止するか、終末期の話し合いをするかが、患者・家族のアウトカムに大きく影響することが、近年の国内外の実証研究で明らかになってきています。その実証研究の結果をふまえ、患者、家族、医師、看護師の多要因に働きかける multifaceted intervention model（多面的介入モデル）といわれるものが提唱されています。これは医師以外の職種、たとえば看護師、心理職と協働して患者・家族への精神的サポート、患者自身の

決める力をアシストする decision aids（意思決定ガイド）、医師の伝えかたなどで構成される意思決定支援です[2]。

2007 年に施行されたがん対策基本法は、2022 年で 15 年目を迎えます。医療者だけでなく患者の視点からのがん医療を探るため、さらに日本人の気質に合った多職種協働スタイルでの治療意思決定の方法研究の推進が望まれます[2]。

ケモリーグ、喝からあっぱれへ

四半世紀前、抗がん薬の種類が少なく、抗がん薬専用の支持療法薬も全くない、レジメンも未熟だったころを思い出してみました。当時は今に比べて抗がん薬の効力が低いため、副作用が出現するレベルまで薬物療法を続行し効果を期待するのが常識で、患者は副作用に苦しみ、生活に支障をきたすことがよくありました。患者は「普通の生活ができないのなら、薬物療法なんて受けたくない」とさかんに訴えていました。今から考えるとそのようなハードな薬物療法に「喝！」と言いたくなります。

しかしあれから 20 年、効力の高い抗がん薬、臨床試験により多彩なレジメンが開発され、今では QOL を意識した薬物療法の展開に至り、「あっぱれ！」の時代となりました。さらに近年の免疫チェックポイント阻害薬の登場は、まさに「あっぱれ、あっぱれ！」であり、今後は QOL を損なわず、効果の高い、さらに患者の気持ちを大切にした理想的な薬物療法が展開されると思います。

2021 年、あっぱれから、お見事へ

免疫チェックポイント阻害薬による治療はさまざまながん種に対して有効性が認められ、消化器領域においては胃がんに対する保険適用をはじめ、現在、食道がん、大腸がんでも承認されました。2018 年末からは PS（performance status）良好の進行期非小細胞肺がんにおいては、白金併用療法が初回治療の標準治療となり、さらには頭頸部がんの領域でも抗がん薬治療との併用が初回治療に導入されました。

免疫チェックポイント阻害薬による副作用は、従来の殺細胞性抗がん薬や

分子標的薬とは大きく異なり、皮膚をはじめ消化器、呼吸器、甲状腺、下垂体などさまざまな臓器に及びます[3]。これらは過剰な自己免疫反応による副作用と考えられており、このような有害事象の総称を免疫関連有害事象（immune-related adverse events；irAE）と呼びます。

重症の irAE の頻度は比較的少なく、通常軽度であれば、慎重な管理のもとに治療を継続できます。しかし、中等度から高度の irAE については臓器機能および QOL の著しい低下と関連し、致命的な結果が報告されていることから、irAE を早期発見し適切な治療を行うことが重要です。近年では irAE 管理ガイドラインなどが完成し、irAE 対策はもはや特別なものではなく、日常診療で通常行われるべき診療の一つとなっています。まさに**あっぱれからお見事**です。

チームプレーが勝利を呼ぶ……

治療レジメンが多様化するなかで、医師だけですべての irAE を管理、指導することは極めて困難です。そこで他科の医師（皮膚科、眼科、歯科、内分泌科など）、薬剤師、看護師、臨床検査技師などを含む多科・多職種チームで患者さんを支えることが当たり前の時代が来ています。人手や診療科の壁など多くの問題があることが多いですが、安心して免疫チェックポイント阻害薬を投与するにはチームの構築が必須となっています[4]。野球と同様、がん治療も**チームプレー**が好機を生み、**勝利**に結びつきます。

●引用・参考文献●
1）南博信ほか. JSMO Daily News（第14回日本臨床腫瘍学会学術集会）. Thursday 28 July, 2016.
2）森田達也ほか. 抗がん剤をいつまで続けるか：エビデンスの創出・統合から実践へ. 癌と化学療法. 43（7）, 2016, 827-30.
3）石川雄大ほか. 免疫チェックポイント阻害薬再導入における安全性の検討. 医療薬学. 45（12）, 2019, 659-66.
4）三浦理ほか. 他職種で支える免疫チェックポイント阻害剤治療. 新潟がんセンター病院医誌. 58（2）, 2019, 48-54.

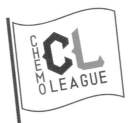

2イニング

チーム&
選手紹介

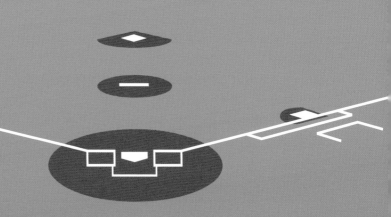

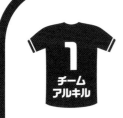

シー（cytotoxic anti- cancer agent）リーグ
（殺細胞性抗がん薬）

チームアルキル：
アルキル化薬

このチームの主力選手

❶ シクロホスファミド（経口＋注射）
❷ イホスファミド（注射）
❸ ベンダムスチン（注射）
❹ メルファラン（経口＋注射）
❺ ダカルバジン（注射）
❻ テモゾロミド（経口＋注射）

チームの特徴がざっくりわかる 3球3振！

Q1. どんな効きかた・成分の薬？

アルキル基を持つ構造で、DNA塩基と共有結合することによって抗腫瘍効果を発揮する。

Q2. 得意な臓器と一番人気（頻出薬）は？

造血器腫瘍。一番人気はシクロホスファミド。

Q3. どんな故障（副作用）が多い？ 主な対策（予防・支持療法と患者指導）は？

骨髄抑制〈白血球（好中球）減少、ヘモグロビン減少、血小板減少〉、悪心・嘔吐、脱毛が多い。感染予防行動（マスク着用、手洗い、うがい）、貧血による転倒、出血傾向によって起こりうる症状（点状出血や皮下出血）について指導しよう。

フォークボール（白血球減少）を決め球に持つ、熟練投手がそろった名物チーム。特に造血器腫瘍と脳腫瘍に対し、力を発揮する。

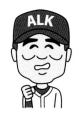

このチームの強み・弱みと注目ポイント

　アルキル化薬はDNA塩基と共有結合を形成し、DNA合成を細胞周期非特異的に阻害する。濃度依存性に抗腫瘍効果を示す。造血器腫瘍（白血病、リンパ腫、多発性骨髄腫）に用いられることが多いが、乳がん、骨・軟部腫瘍、皮膚がん、脳腫瘍に用いる薬剤もある。

　造血器腫瘍に用いることができる薬剤が多いことが強みだが、強い治療であるため、骨髄抑制による白血球（好中球）減少、ヘモグロビン減少、血小板減少、悪心・嘔吐、口内炎、脱毛が起こりやすい。

　支持療法として、悪心・嘔吐対策（パロノセトロンの投与、アプレピタントの内服）や、G-CSF（顆粒球コロニー刺激因子）製剤の投与、輸血が必要となる場合もある。感染予防行動（マスク着用、手洗い、うがい）や貧血によるふらつき、出血傾向について指導を行う。また、脱毛などによる外見の変化や悩みに対して、アピアランスケアが必要である。

（宮澤憲治）

❶ シクロホスファミド
(エンドキサン®)

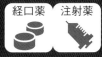

経口薬　注射薬

常にローテーション入りを果たす経験豊富なベテランピッチャー。
血球減少により完投は難しく、途中降板してしまうのが難点。

(略号) CPA、CPM、CY
(年俸)【錠剤】50mg ¥28　【注射】100mg ¥326、500mg ¥1,277

**この選手の
強み・弱みと
注目ポイント**

タイプ **A**

　シクロホスファミドは生体内で活性化されたあと、腫瘍細胞のDNAをアルキル化することで合成を阻害し、抗腫瘍作用を現すことが認められている。リンパ腫、乳がんで用いられることが多いが、子宮がん、卵巣がんでも使用される。主な副作用は骨髄抑制、悪心・嘔吐、脱毛である。特徴的な毒性として出血性膀胱炎がある。出血性膀胱炎を予防するため、**十分な補液により尿量を確保**する。大量投与時には、メスナ（ウロミテキサン®）を投与する。

DATA
催吐性リスク▶高度（≧ 1,500mg/m²）、中等度
（< 1,500mg/m²）
血管外漏出による皮膚障害のリスク▶炎症性
適応のがん種▶非ホジキンリンパ腫、乳がん、造
血幹細胞移植の前治療
主な副作用▶骨髄抑制、悪心・嘔吐、脱毛
代謝経路▶肝代謝、腎排泄
主なレジメン▶ CHOP、AC、EC、TC
排泄物処理に曝露対策（PPE着用）が推奨され
る期間のめやす▶尿3日間、便5日間

**チャートでキャッチ！
この製剤のクセ**

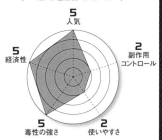

ファン（患者さん）からのQ & A
Q　白血球っていつから下がるの？
A　投与後、10〜14日に最低値になることが多いが、レジメンによって異なる場合がある。

(宮澤憲治)

2

イホスファミド（イホマイド®）

注射薬

熟練した投球が魅力の救援ピッチャー。トイレが近い（出血性膀胱炎）のが悩み。

(略 号) IFM、IFO、IFX
(年 俸)【注射】1g ¥2,688

この選手の強み・弱みと注目ポイント

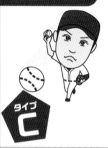

タイプ
C

　イホスファミドは生体内で活性化されたあと、腫瘍細胞のDNAをアルキル化することで合成を阻害し、抗腫瘍作用を現すことが認められている。リンパ腫、骨・軟部肉腫に用いられる。主な副作用は骨髄抑制、悪心・嘔吐、脱毛、出血性膀胱炎である。**出血性膀胱炎はシクロホスファミドよりも高頻度にみられる。**出血性膀胱炎の予防として、十分な補液とともに、メスナ（ウロミテキサン®）をイホスファミド1日投与量の20%相当量、1日3回（イホスファミド投与時、4時間後、8時間後）静注する。

DATA

催吐性リスク▶中等度
血管外漏出による皮膚障害のリスク▶**炎症性**
適応のがん種▶**非ホジキンリンパ腫、骨肉腫、胚細胞腫瘍**
主な副作用▶**骨髄抑制、悪心・嘔吐、脱毛、出血性膀胱炎**
代謝経路▶**肝代謝、腎排泄**
主なレジメン▶ ICE、VDC-IE 交代療法、VIP
排泄物処理に曝露対策（PPE 着用）が推奨される期間のめやす▶**尿2日間**

チャートでキャッチ！この製剤のクセ

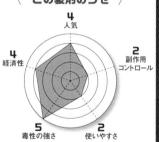

人気 4
副作用コントロール 2
経済性 4
毒性の強さ 5
使いやすさ

ファン（患者さん）からの Q & A

Q 出血性膀胱炎の予防ってどうするの？
A 投与終了まで十分な尿量を確保するため、頻回かつ多量の輸液を投与し、さらにメスナという薬を併用する。

（宮澤憲治）

3 ベンダムスチン（トレアキシン®）

故障が少なく、安心と信頼のおける控えめのエース。感染症予防のためマスクをつけており、"マスク王子"と呼ばれている。

年俸 【注射】〈静注用〉25mg ¥29,567、100mg ¥95,764　〈静注液〉100mg ¥96,070

この選手の強み・弱みと注目ポイント

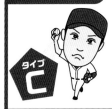

タイプ C

ベンダムスチンは、アルキル化作用によりDNAを損傷し、p53依存性および非依存性のアポトーシス誘導、ならびに有糸分裂期のチェックポイント阻害による分裂期崩壊誘導といった複数の機序を介して、殺細胞作用を示す。リンパ腫治療に用いられる。主な副作用は、骨髄抑制（主にリンパ球減少）、悪心・嘔吐、感染症である。**真菌、ウイルス、ニューモシスチス肺炎の予防を行う。**

DATA

催吐性リスク▶**中等度**
血管外漏出による皮膚障害のリスク▶**炎症性**
適応のがん種▶**β細胞性非ホジキンリンパ腫、マントル細胞リンパ腫、びまん性大細胞型B細胞性リンパ腫、慢性リンパ性白血病**
主な副作用▶**骨髄抑制（主にリンパ球減少）、悪心・嘔吐、感染症**
代謝経路▶**肝代謝、胆汁排泄**
主なレジメン▶ **BR、Pola-BR**
排泄物処理に曝露対策（PPE着用）が推奨される期間のめやす▶**尿7日間、便7日間**

チャートでキャッチ！この製剤のクセ

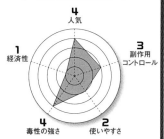

人気 4
経済性 1
副作用コントロール 3
毒性の強さ 4
使いやすさ 2

ファン（患者さん）からのQ＆A

Q 腫瘍崩壊症候群ってどんな副作用？
A 腫瘍細胞の急激かつ大量の崩壊により、細胞内物質が急激に細胞外に放出され、その代謝産物量が生体内の処理能力を超えた結果、出現したもの。その結果、高カリウム血症、高リン血症、低カルシウム血症が出現し、腎不全、痙攣発作、不整脈が認められることもある。

（宮澤憲治）

4 メルファラン（アルケラン®）

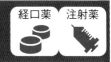

経口薬 注射薬

安定感抜群の二刀流（注射＋経口）。投球が乱れることはないが、口の中が乱れて大変になることがある（口内炎）。

（略号）L-PAM

（年俸）【注射】50mg ¥7,046 　【錠剤】2mg ¥160

この選手の強み・弱みと注目ポイント

タイプ A

　メルファランは、細胞内に取りこまれたあとに DNA 鎖間または DNA 鎖内架橋形成あるいは DNA タンパク架橋形成を通して、抗腫瘍作用や骨髄抑制作用を示すものと考えられる。多発性骨髄腫、造血幹細胞移植の前処置に用いられる。主な副作用は骨髄抑制、悪心・嘔吐、口内炎、肝機能障害、脱毛である。経口薬は、高タンパクの食事摂取により本薬の吸収が低下するため、空腹時に投与する。また、**胃酸分泌抑制薬（ヒスタミン H_2 受容体拮抗薬）と併用することで吸収が低下するため、服用時間を変更するなど注意が必要。**

DATA

催吐性リスク▶中等度（≧ 50mg/m²）

血管外漏出による皮膚障害のリスク▶炎症性

適応のがん種▶造血幹細胞移植の前治療（注射）、多発性骨髄腫（錠剤）

主な副作用▶骨髄抑制、悪心・嘔吐、口内炎、肝機能障害、脱毛

代謝経路▶胆汁排泄、腎排泄

主なレジメン▶ MP

排泄物処理に曝露対策（PPE 着用）が推奨される期間のめやす▶尿2日間、便7日間

チャートでキャッチ！この製剤のクセ

- 人気 4
- 副作用コントロール 2
- 経済性 3
- 毒性の強さ 3
- 使いやすさ 4

ファン（患者さん）からの Q & A

Q 口内炎の予防方法ってあるの？

A 口腔内の清潔保持や保湿を目的に口腔ケアを実施することで、口内炎の発症が抑えられ、重症度が低下する可能性がある。また、抗がん薬投与中に氷を口に含むこと（クライオセラピー）は、口内炎の発症を抑制するという報告がある。

（宮澤憲治）

5

ダカルバジン
（ダカルバジン®）

 注射薬

球界屈指の絶対的エース。光によって投球が乱れるため（血管痛）、
どちらかというとナイトゲーム（遮光）のほうが得意。

（略号）DTIC

（年俸）**【注射】**100mg ¥3,256

**この選手の
強み・弱みと
注目ポイント**

タイプ
A

　ダカルバジンは生体内代謝で生じるジアゾメタンを介
して、アルキル化作用により抗腫瘍効果を発現すると考
えられている。リンパ腫、皮膚がんに用いられる。主な
副作用は、骨髄抑制、悪心・嘔吐、脱毛、血管痛である。
**光によって分解され発痛物質が生成されるため、調製後
は遮光する。投与中も光によって分解が進むため、投与
ルートの遮光も必要**である。

DATA

催吐性リスク▶**高度**
血管外漏出による皮膚障害のリスク▶**炎症性**
適応のがん種▶**悪性黒色腫、ホジキンリンパ腫**
主な副作用▶**骨髄抑制、悪心・嘔吐、脱毛、血管痛**
代謝経路▶**肝代謝、腎排泄**
主なレジメン▶ ABVD
排泄物処理に曝露対策（PPE 着用）が推奨され
る期間のめやす▶**尿1日間**

**チャートでキャッチ！
この製剤のクセ**

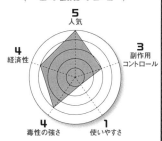

ファン（患者さん）からのQ & A

Q　どうして遮光して投与するの？

A　光によって分解した薬剤の成分が、血管痛の原因になるため。

（宮澤憲治）

6 テモゾロミド（テモダール®）

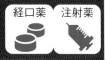経口薬 注射薬

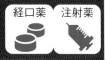

体力自慢の剛腕ピッチャー。42 イニング（42 日間）連続投球でも無失点を記録。なぜか食後だと力が出ない（空腹時投与）。

（略号）TMZ
（年俸）【注射】100mg ¥33,210　【カプセル】20mg ¥2,155、100mg ¥10,769

この選手の強み・弱みと注目ポイント

タイプ
A

　テモゾロミドは DNA のグアニンの 6 位の酸素原子をメチル化することで DNA 損傷を引き起こし、細胞周期の停止およびアポトーシスを誘導することによって細胞増殖抑制作用を示す。脳腫瘍に用いられる。主な副作用は、骨髄抑制、悪心・嘔吐、疲労感、脱毛、肝機能障害である。**ニューモシスチス肺炎予防を行う。空腹時の服用が望ましい。**

DATA

催吐性リスク▶中等度
血管外漏出による皮膚障害のリスク▶炎症性
適応のがん種▶**悪性神経膠腫**
主な副作用▶**骨髄抑制、悪心・嘔吐、疲労感、脱毛、肝機能障害**
代謝経路▶**腎排泄**
主なレジメン▶ Bev ＋ TMZ
排泄物処理に曝露対策（PPE 着用）が推奨される期間のめやす▶**尿 7 日間、便 7 日間**

＼チャートでキャッチ！／ この製剤のクセ

- 人気 5
- 副作用コントロール 3
- 使いやすさ 2
- 毒性の強さ 2
- 経済性 2

ファン（患者さん）からの Q & A

Q　なぜ、内服薬は連日投与ではないの？
A　人を対象とした臨床試験で、効果と副作用のバランスを考えて、安全な投与方法を決定しているから。

（宮澤憲治）

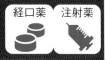1 チームアルキル：アルキル化薬

シー（cytotoxic anti- cancer agent）リーグ
（殺細胞性抗がん薬）

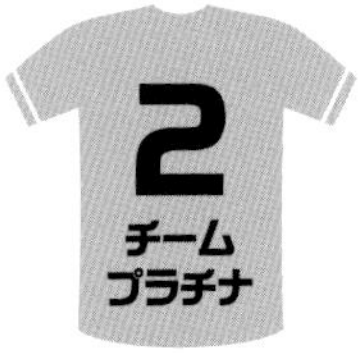

2 チームプラチナ：
チーム
プラチナ
白金製剤

**このチームの
主力選手**

⑦ シスプラチン（注射）
⑧ カルボプラチン（注射）
⑨ オキサリプラチン（注射）

チームの特徴がざっくりわかる 3球3振！

Q1. どんな効きかた・成分の薬？

がん細胞の DNA 鎖と結合し、DNA 合成およびそれに続くがん細胞の分裂を阻害する。

Q2. 得意な臓器と一番人気（頻出薬）は？

シスプラチンとカルボプラチンは多くのがん種に用いられる。オキサリプラチンは消化器がんに用いられる。

Q3. どんな故障（副作用）が多い？ 主な対策（予防・支持療法と患者指導）は？

悪心・嘔吐が強いため、吐き気対策が重要となる。シスプラチンは腎障害予防のために補液や利尿薬などを併用し、患者にも適度な水分摂取を促す。カルボプラチンはシスプラチンより腎障害が軽減された薬剤であるが、血小板が減少しやすい。オキサリプラチンは投与直後から冷感により増悪する末梢神経障害が起こるため、冷感刺激に注意する。

あらゆる試合（がん種）を経験したベテランぞろいのチーム。ただし故障も多く、念入りな体のケア（副作用対策）が必要。

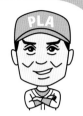

このチームの強み・弱みと注目ポイント

シスプラチンとカルボプラチンはさまざまな試合（がん種）の先発要員（1次治療）として、オキサリプラチンは消化器がんに対して頻用される。長年培われた実績（エビデンス）も十分あり、今でも第一線で活躍している。

しかし、シスプラチンでは腎障害、カルボプラチンでは血小板減少、オキサリプラチンでは末梢神経障害、全体としては悪心・嘔吐や複数回投与後の過敏症など、ひどくなると復帰（投与）が難しくなる故障（副作用）が現れる。そのため、完投させるためにはこれらに対するケア（予防）を十分に行う。

腎障害に対しては十分な補液と利尿薬の投与が、血小板減少に対してはブルペン（投与前）でカルバート式を用いて腎機能に応じた投与量計算を、そして末梢神経障害に対しては投与後からの冷感刺激を避ける指導を行う。悪心・嘔吐に対しては適切な制吐療法を実施する。そして投与中は常に過敏症の発現に注意する。

（渡邊裕之）

7

シスプラチン
（ランダ®）

大ベテランだが、先発で多くの試合に登板し続ける主力選手。故障（悪心・嘔吐、腎障害）も多いが、適切なケアを行い、完投を目指す。

略号 CDDP
年俸【注射】10mg ¥1,685、25mg ¥4,971、50mg ¥7,104

この選手の強み・弱みと注目ポイント

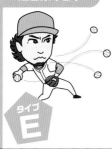

タイプ **E**

　あらゆる場面（がん種）に主に先発登板し、大ベテランだが、今でも第一線で活躍する投手。放射線治療との相性もよく、併用されることもある。しかし、故障（副作用）が多いため、完投させるためには故障に対する予防策が重要。**腎障害に対しては、登板前後に計 2L 程度の補液と利尿薬の投与を行う。またマグネシウムの投与でケガの発生率を軽減できる。さらに登板前から登板終了までの間に 1L 程度の経口水分摂取を促す。吐き気に対してはデキサメタゾン、NK$_1$ 受容体拮抗薬、5-HT$_3$ 受容体拮抗薬といった制吐薬を併用する。**

DATA
催吐性リスク▶ **高度**
血管外漏出による皮膚障害のリスク▶ **炎症性**
適応のがん種▶ **肺がん、頭頸部がん、胃がん**
主な副作用▶ **悪心・嘔吐、腎障害、食欲不振**
代謝経路▶ **腎排泄**
主なレジメン▶ 5-FU ＋ CDDP、PEM ＋ CDDP、Cap ＋ CDDP
排泄物処理に曝露対策（PPE 着用）が推奨される期間のめやす▶ **尿 7 日間**

チャートでキャッチ！この製剤のクセ

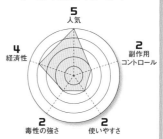

人気 5
副作用コントロール 2
使いやすさ 2
毒性の強さ 2
経済性 4

ファン（患者さん）からの Q & A

Q シスプラチンによる腎障害はどうやって予防するの？

A シスプラチンは腎臓を通って尿中から排泄される薬。シスプラチンはおしっこを出す管（近位尿細管）を障害することで腎障害が生じてしまう。腎障害を予防するためにはおしっこをしっかり出し、シスプラチンの排泄を促す必要がある。

（渡邊裕之）

8

カルボプラチン（パラプラチン®）

シスプラチンよりも故障（悪心、腎障害）が起こりにくい投手。ブルペンでは独特の準備（カルバート式による投与量設定）が必要。

略号 CBDCA

年俸【**注射**】50mg ¥2,475、150mg ¥6,683、450mg ¥16,733

この選手の強み・弱みと注目ポイント

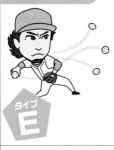

タイプ E

　シスプラチンは腎臓を故障させやすいため、それを克服するように鍛えられたのがカルボプラチンである。そのため、カルボプラチンに対しては水分補給は不要である。また、吐き気に対してもシスプラチンに比べて軽度となっている。しかし**投球数（投与量）が多くなると出血を起こしやすくなる（血小板減少）**ため、ブルペンでの調整（投与量を腎機能に応じてカルバート式で計算する）が必要となる。また、**登板試合数が多くなるとアレルギーを起こしやすくなる**ことから、登板中は常に状態を確認する。

DATA

催吐性リスク▶中等度〜高度

血管外漏出による皮膚障害のリスク▶炎症性

適応がん種▶肺がん、卵巣がん、子宮頸がん

主な副作用▶悪心・嘔吐、血小板減少、アレルギー反応

代謝経路▶腎排泄

主なレジメン▶ PTX ＋ CBDCA、PTX ＋ CBDCA ＋ BV、S-1 ＋ CBDCA

排泄物処理に曝露対策（PPE 着用）が推奨される期間のめやす▶尿 1〜2 日間

チャートでキャッチ！この製剤のクセ

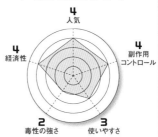

人気 4
副作用コントロール 4
使いやすさ 3
毒性の強さ 2
経済性 4

ファン（患者さん）からの Q & A

Q　カルボプラチンによる吐き気はどのように予防するの？

A　カルボプラチンの催吐性リスクは中等度だが、制吐薬を 3 剤併用することで有用なデータが出たため、現在はシスプラチンのような高度催吐性リスクに準じた予防策を行うことが推奨されている。

（渡邊裕之）

9

オキサリプラチン
（エルプラット®）

注射薬

消化器がん領域で先発として活躍するプレイヤー。よく手足がしびれる。

略号 L-OHP

年俸 【注射】50mg ¥18,655、100mg ¥33,890、200mg ¥61,126

**この選手の
強み・弱みと
注目ポイント**

タイプ A

消化器がん、そのなかでも主に大腸がんに対して先発することが多い投手である。シスプラチンのような腎障害はほとんどみられないが、**投与直後から数日間手足のしびれが現れる**。これは**冷たいものに触れたり飲んだりすると現れるため、冷感刺激を避けるよう指導する**。また、**投与回数を重ねると持続的な手足のしびれが生じることがある**。症状が強いときにはオキサリプラチンを休薬することで症状が改善し、投与を再開することができる。**生理食塩液などの塩化物含有溶液との相性が悪いため、混注してはいけない**。

DATA

催吐性リスク▶**中等度**

血管外漏出による皮膚障害のリスク▶**炎症性**

適応がん種▶**大腸がん、膵がん、胃がん**

主な副作用▶**末梢神経障害、骨髄抑制、悪心・嘔吐**

代謝経路▶**腎排泄**

主なレジメン▶ mFOLFOX6、XELOX（CapeOX）、FOLFIRINOX

排泄物処理に曝露対策（PPE着用）が推奨される期間のめやす▶**尿3日間**

**チャートでキャッチ！
この製剤のクセ**

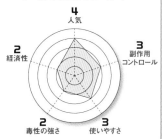

- 人気 4
- 経済性 2
- 副作用コントロール 3
- 毒性の強さ 2
- 使いやすさ 3

ファン（患者さん）からのQ&A

Q しびれはどう評価するの？ 起こったときの対策は？

A オキサリプラチンによる持続的なしびれの評価として、箸が使いにくい、ペットボトルの蓋があけにくいなど、生活に支障をきたす症状には注意が必要。ひどくなる前に医療者に相談する。起こったしびれに対しては、なかなか特効薬がみつかっていないのが実情であるため、付き合いかたを考える必要がある。

（渡邊裕之）

memo

シー（cytotoxic anti- cancer agent）リーグ
（殺細胞性抗がん薬）

3
**チーム
アンチビオ**

チームアンチビオ：
抗がん性抗生物質

2）その他

⑯ マイトマイシン C（注射）
⑰ ブレオマイシン（注射）

1）アントラサイクリン系

⑩ ドキソルビシン（注射）
⑪ リポソーマルドキソルビシン（注射）
⑫ ダウノルビシン（注射）
⑬ エピルビシン（注射）
⑭ アムルビシン（注射）
⑮ イダルビシン（注射）

チームの特徴がざっくりわかる 3球3振！

Q1. どんな効きかた・成分の薬？

アントラサイクリン系：トポイソメラーゼⅡ阻害

マイトマイシン C：DNA への架橋形成

ブレオマイシン：DNA の合成阻害および DNA 鎖切断

Q2. 得意な臓器と一番人気（頻出薬）は？

得意な臓器は造血器腫瘍、乳がん。一番人気はドキソルビシン。

Q3. どんな故障（副作用）が多い？　主な対策（予防・支持療法と患者指導）は？

好中球数減少：7〜14 日目が最低値。レジメンによっては持続型 G-CSF 製剤を使用。患者へは感染予防を指導する。

悪心・嘔吐：中等度から高度催吐性リスクに分類。5-HT$_3$ 受容体拮抗薬、デキサメタゾン、NK$_1$ 受容体拮抗薬（アプレピタント）を用いる。

造血器腫瘍、乳がんなど、さまざまながん種を得意とするベテランぞろいのメジャー軍団。制限された球数（総投与量）で結果を残す。

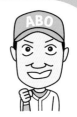

このチームの強み・弱みと注目ポイント

　チームアンチビオは、剛速球投手が集まっており暴投（副作用）も多いが、クオリティースタート率（奏効率）が高く、200勝投手も多い（実績が豊富）。乳がんではドキソルビシンやエピルビシンが術前・術後で、急性骨髄性白血病ではイダルビシンやダウノルビシンが寛解導入時に完封（根治治療）を目的に使用される。

　ただし、終盤に差し掛かるとスタミナに問題が出てくる。アントラサイクリン系は息切れ（心毒性）を起こし、ブレオマイシンはアップアップ（間質性肺炎）になることもあるため、球数（総投与量）は制限されている。

　また、バッテリーを組むキャッチャー（看護師）には、打者の表情を見逃さず（針刺し部位の選定、刺入部の発赤や逆血の確認）、狙い球を絞らせないリードがほしい。怠ると手痛い一打（壊死起因性薬剤が多く皮膚の壊死や血管痛に至る）を見舞われてしまうのでご注意を。

（庄野裕志）

1) アントラサイクリン系

ドキソルビシン（アドリアシン®）

注射薬

40歳を過ぎてもまだまだ現役のベテラン投手。造血器腫瘍や乳がん、婦人科がんなど、幅広い球種をそろえたケモリーグの第一人者。

（略号）DXR、ADR、ADM

（年俸）【注射】10mg ￥1,483、50mg ￥6,388

この選手の 強み・弱みと 注目ポイント

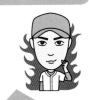

タイプ **A**

　チームアンチビオ創設以来、第一線で活躍し続けるチームの大黒柱。多くの打者（造血器腫瘍や乳がん、子宮体がん）と対戦し、勝利をもぎ取ってきた（エビデンスが豊富）。剛速球を投げ込みながらも繊細な一面があり、終盤になってくるとハートのもろさ（心筋障害）が出てくる。**球数の制限はある（総投与量 500mg/m^2）**が、クオリティースタート（奏効）率は高く試合を作る。ときおりコントロールを乱す（血球が下がる）が、声かけ（感染指導、G-CSF製剤投与）で立ち直る。

DATA

催吐性リスク▶中等度（シクロホスファミドとの併用では高度）

血管外漏出による皮膚障害のリスク▶**起壊死性**

適応がん種▶**乳がん、悪性リンパ腫、骨肉腫など**

主な副作用▶**脱毛、白血球減少、悪心・嘔吐など**

代謝経路▶肝臓で代謝を受け主に便中に排泄

主なレジメン▶CHOP療法（悪性リンパ腫）、AC療法（乳がん）、AP療法（子宮体がん）

排泄物処理に曝露対策（PPE着用）が推奨される期間のめやす▶**尿6日間、便5日間**

チャートでキャッチ！ この製剤のクセ

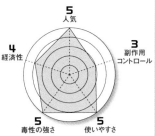

5 人気
3 副作用コントロール
5 使いやすさ
5 毒性の強さ
4 経済性

ファン（患者さん）からのQ&A

Q 赤い注射（赤色の薬剤）を見たら気持ちが悪くなるんだけど……。

A 不安な気持ちを和らげる薬が効くこともあるので、医師に相談しよう[1]。

（庄野裕志）

1）アントラサイクリン系
リポソーマルドキソルビシン（ドキシル®）

ベテラン（ドキソルビシン）から生まれた2世投手。多彩な変化球でバッター（卵巣がんやエイズ関連カポジ肉腫）を翻弄する。

略号 PLD
年俸 【注射】20mg ￥98,304

3 チームアンチビオ：抗がん性抗生物質

この選手の強み・弱みと注目ポイント

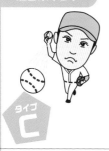

タイプ C

　チームアンチビオの若きエース。親（ドキソルビシン）とは違い、巧打者（卵巣がんやカポジ肉腫）に強い。繊細な一面は親ゆずり。**ハートのもろさ（心筋障害）に注意（総投与量は500mg/m² まで）**。ガムで口の渇き（口内炎）を抑えている。マメをつぶして（手足症候群）試合に出られないこともあるので試合後のケア（保湿）を怠ってはならない。クイックモーションは苦手で、盗塁（インフュージョンリアクション）阻止にはキャッチャー（看護師）の牽制が必要（1mg/分を超えない速度で点滴）。すべりどめのロジンバッグは使わない（フィルターの使用不可）。

DATA
催吐性リスク▶中等度
血管外漏出による皮膚障害のリスク▶起壊死性
適応がん種▶がん薬物療法後に増悪した卵巣がん、エイズ関連カポジ肉腫
主な副作用▶骨髄抑制、手足症候群、口内炎
代謝経路▶肝臓
主なレジメン▶PLD 単剤
排泄物処理に曝露対策（PPE 着用）が推奨される期間のめやす▶不明

チャートでキャッチ！この製剤のクセ

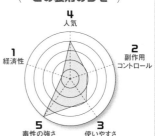

1 経済性
2 副作用コントロール
3 使いやすさ
4 人気
5 毒性の強さ

ファン（患者さん）からのQ＆A

Q 手荒れの予防はどうしたらいいかな？

A 手や足で圧力がかかる部分に起こりやすいことが知られているので、長時間の立ち仕事や歩行、ジョギングを避け、こまめに休むことを心がけよう。

（庄野裕志）

12

1）アントラサイクリン系
ダウノルビシン（ダウノマイシン®）

パワーヒッター（急性骨髄性白血病）を得意とする2枚看板の一人。手堅い守備（シタラビンとの併用）で完封（寛解）率も高い。

略号 DNR

年俸【注射】20mg ¥1,465

この選手の強み・弱みと注目ポイント

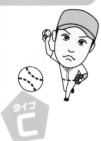

タイプ **C**

　多彩な変化球でパワーヒッター（急性骨髄性白血病）にゴロを打たせ、手堅い守備（シタラビンとの併用）で完投を収める（寛解導入）。**制限された球数（25mg/kg）を超えると息切れしやすくなる（心筋障害）**。甘く入ったスライダーが狙われて痛打（静脈炎）されることがあるので、打者をよくみて（刺入部の発赤や逆血の確認）、狙い球を絞らせない工夫が必要。コントロールが乱れてきたら（血球減少が起こったら）、タイムを取って声かけ（感染予防対策）を！

DATA
催吐性リスク▶**中等度**
血管外漏出による皮膚障害のリスク▶**起壊死性**
適応がん種▶**急性骨髄性白血病（慢性骨髄性白血病の急性転化を含む）**
主な副作用▶**骨髄抑制、消化管障害（悪心・嘔吐など）、一般的全身症状（倦怠感など）**
代謝経路▶**肝臓**
DLT（用量制限毒性）▶**骨髄抑制**
主なレジメン▶**DNR＋Ara-C 併用療法**
排泄物処理に曝露対策（PPE 着用）が推奨される期間のめやす▶**尿7日間、便7日間**

＼チャートでキャッチ！／ この製剤のクセ

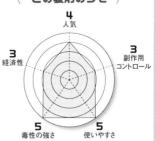

人気
3 経済性
3 副作用コントロール
5 毒性の強さ
5 使いやすさ

ファン（患者さん）からのQ & A

Q 将来、妊娠に影響するの？

A シタラビンとの併用では、生涯にわたる無月経のリスクは 20％ 未満と低リスクに分類されている。治療前に医師と相談しよう[2]。

（庄野裕志）

1）アントラサイクリン系

エピルビシン（ファルモルビシン®）

チームを引っ張るスターで、乳がん領域のキープレーヤー。球数制限はあるが、先発、中継ぎ、抑え（術前、術後、再発）、いつでも高いパフォーマンスを示す。

（略号）EPI
（年俸）【注射】10mg ￥3,472、50mg ￥14,549

この選手の強み・弱みと注目ポイント

タイプ **A**

　若手打者（乳がん）を多彩な投球で翻弄する。先発、中継ぎ、抑え（術前、術後、再発）のいつでも登板できる。ドキソルビシンと比較して、スタミナは強化（心毒性が軽減）されたが、**制限された球数（900 mg/m²）を超えると肩で息をしだす（うっ血性心不全）**ので注意。野手（5-HT₃受容体拮抗薬やNK₁受容体拮抗薬）を集めて、セーフティバント（悪心）対策を。ほかのアンチビオ同様、コントロールが乱れてきたら（血球減少が起こったら）、タイムを取って声かけ（感染予防対策）を！

3 チームアンチビオ：抗がん性抗生物質

DATA
催吐性リスク▶中等度（シクロホスファミドとの併用では高度）
血管外漏出による皮膚障害のリスク▶**起壊死性**
適応のがん種▶**乳がん**、胃がん、肝がんなど
主な副作用▶悪心・嘔吐、白血球減少、食欲不振
DLT▶**骨髄抑制および心筋障害**
代謝経路▶**肝臓**
主なレジメン▶FEC療法、EC療法（乳がん）
排泄物処理に曝露対策（PPE着用）が推奨される期間のめやす▶尿3日間

チャートでキャッチ！この製剤のクセ

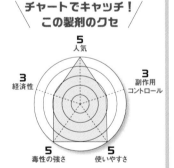

ファン（患者さん）からのQ&A
Q 白血球を減らさないためにはどんな食事を摂ればいいかな？
A 白血球数に影響を与える食事は知られていない。栄養バランスのとれた食事を！

（庄野裕志）

1) アントラサイクリン系

アムルビシン（カルセド®）

ハートの弱さを克服し、セットアッパー（2次治療以降）として抜群の成績（効果）を示す。

略号 AMR

年俸 【注射】20mg ¥5,800、50mg ¥13,058

この選手の強み・弱みと注目ポイント

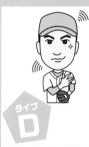

タイプ D

　セットアッパーとして、好打者（小細胞がん）にめっぽう強く、三振が多い（単剤療法）。スタミナが改善され、ときに息切れ（心筋障害）はするが、球数の制限は設けられていない。行けるかぎり登板（投与）できる。しかし、甘い球を打ち込まれる（間質性肺炎の増悪、骨髄抑制からの敗血症）ことがあるのでタイム（投与間隔）を取って、**声かけ（感染予防指導）と守備固め（G-CSF製剤投与）**を行うことが大切。また、打者をしっかりみて（針刺し部位の選定、刺入部の発赤や逆血の確認）、手痛い一打（血管痛）を回避する。

DATA

催吐性リスク ▶ **中等度**

血管外漏出による皮膚障害のリスク ▶ **起壊死性**

DLT ▶ **白血球減少、好中球減少、血小板減少および消化管障害（悪心・嘔吐、下血および吐血）**

適応のがん種 ▶ **非小細胞肺がん、小細胞肺がん**

主な副作用 ▶ **骨髄抑制、消化管障害（食欲不振、悪心・嘔吐）、脱毛**

代謝経路 ▶ **肝臓**

主なレジメン ▶ **AMR 単剤療法**

排泄物処理に曝露対策（PPE 着用）が推奨される期間のめやす ▶ **不明**

チャートでキャッチ！この製剤のクセ

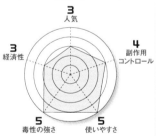

人気 3
副作用コントロール 4
使いやすさ 5
毒性の強さ 5
経済性 3

ファン（患者さん）からのQ & A

Q "感染症に気をつける"とはどうしたらいいの？

A 外出時はマスク着用、帰宅後は手洗い・うがい。特に点滴後、13・14日目は白血球数、好中球数が下がりやすいので注意！

（庄野裕志）

1) アントラサイクリン系

イダルビシン（イダマイシン®）

注射薬

チームアンチビオを代表する2枚看板の一人。パワーヒッター（急性骨髄性白血病）を相手に完封（寛解）を目指す。

略号 IDR

年俸 【注射】5mg ¥11,105

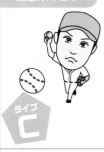

この選手の強み・弱みと注目ポイント

タイプ C

　チームアンチビオの剛腕ピッチャー。ダウノルビシンと競い合っており、パワーヒッター（急性骨髄性白血病）を相手に完投を収める（寛解導入）。スタミナは抜群で、球数の制限はないが、ほかのアントラサイクリン同様、呼吸が荒くなって（心筋障害）いないか確認が必要。

　ストレートを痛打（静脈炎）されることがあるので、打者をよくみて（刺入部の発赤や逆血の確認）狙い球を絞らせない工夫が必要。 コントロールが乱れてきたら（血球減少が起こったら）、タイムを取って声かけ（感染予防対策）を！

DATA

催吐性リスク▶中等度

血管外漏出による皮膚障害のリスク▶**起壊死性**

適応のがん種▶**急性骨髄性白血病（慢性骨髄性白血病の急性転化を含む）**

主な副作用▶骨髄抑制、消化器症状（悪心・嘔吐、食欲不振、下痢）、脱毛、口内炎

代謝経路▶**肝臓**

主なレジメン▶ **IDR+Ara-C 併用療法**

排泄物処理に曝露対策（PPE着用）が推奨される期間のめやす▶**尿3日間、便2日間**

＼チャートでキャッチ！／この製剤のクセ

- 人気 5
- 経済性 1
- 副作用コントロール 3
- 毒性の強さ 5
- 使いやすさ 5

ファン（患者さん）からのQ & A

Q 口内炎ができたらどうすればいいの？

A ブラッシングやうがいで口の中を清潔に保とう。食事が摂りにくいときは対応が必要なため、医師に相談しよう。

（庄野裕志）

2) その他

マイトマイシン C（マイトマイシン®）

注射薬

大ベテランではあるが、近年は先発することがほとんどない。ローテーションの谷間で、肛門扁平上皮がんを相手に先発で用いられる。

略号 MMC

年体 **【注射】** 2mg ￥382、10mg ￥1,749

この選手の強み・弱みと注目ポイント

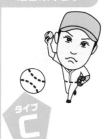

タイプ C

大ベテランで多くの球種（適応）を持つが、最近は故障もちで二軍落ちが目立つ。ローテーションの谷間、打者（肛門扁平上皮がん）を相手に鉄壁の守備陣（フルオロウラシル＋放射線併用）を引き連れ先発に用いられる。球数が増える（30～50mg/m² 以上）とふらつき（溶血性尿毒症症候群、微小血管症性溶血性貧血）出す。また**終盤（30mg/m² 以上）に息切れ（間質性肺炎、肺線維症）もあるので、注意が必要。**

DATA

催吐性リスク▶**軽度**

血管外漏出による皮膚障害のリスク▶**起壊死性**

適応がん種▶**結腸・直腸がん、慢性骨髄性白血病、胃がん**

主な副作用▶**骨髄抑制、食欲不振、悪心・嘔吐**

代謝経路▶**肝臓**

主なレジメン▶ MMC+5-FU ＋ RT 併用療法（肛門扁平上皮がん）

排泄物処理に曝露対策（PPE 着用）が推奨される期間のめやす▶**尿 1 日間**

チャートでキャッチ！この製剤のクセ

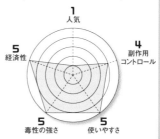

人気

4 副作用コントロール

5 使いやすさ

5 毒性の強さ

5 経済性

ファン（患者さん）からの Q & A

Q 溶血性尿毒症症候群って何？ 主にどんな症状が出るの？

A 貧血、血小板減少、急性腎不全。発症頻度は 4～10% と報告されている。定期的に血液検査を行い、副作用の発現がないか確認しよう。

（庄野裕志）

2）その他

ブレオマイシン（ブレオ®）

大ベテランで多彩な球種（適応）を持ち、勢いのある若手打者（胚細胞腫、ホジキンリンパ腫）を得意とする。

略号 BLM

年俸【注射】5mg ￥1,540、15mg ￥4,573

3　チームアンチビオ：抗がん性抗生物質

この選手の強み・弱みと注目ポイント

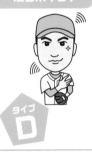

タイプ D

胚細胞腫、ホジキンリンパ腫を得意とし、強力な守備陣（多剤併用）をバックに先発することが多い（第一選択）。立ち上がり（投与後4〜5時間）が不安定で制球が乱れやすい（発熱、悪寒の出現）。皮膚は弱い（皮膚の硬化や色素沈着）が、試合を通じてコントロールを乱すことは少ない（白血球の減少は少ない）。爪のアクシデント（爪の変形）で降板しないためにも日々ネイルケアを。**球数が増える（総投与量 300mg、胚細胞腫では 360mg を超える）と、息切れ（間質性肺炎）を起こすことが多くなるので、超えないように注意。**

DATA

催吐性リスク▶最小度

血管外漏出による皮膚障害のリスク▶非壊死性

適応がん種▶胚細胞腫瘍、皮膚がん、頭頸部がん

主な副作用▶皮膚の硬化・色素沈着、発熱・悪寒、脱毛

代謝経路▶ほとんど代謝を受けることなく尿中に排泄

主なレジメン▶ BEP 療法（胚細胞腫）、ABVD 療法（ホジキンリンパ腫）

排泄物処理に曝露対策（PPE 着用）が推奨される期間のめやす▶尿3日間

チャートでキャッチ！この製剤のクセ

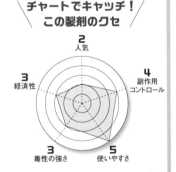

2 人気
4 副作用コントロール
3 経済性
5 使いやすさ
3 毒性の強さ

ファン（患者さん）からのQ＆A

Q 間質性肺炎の予防方法はあるの？

A 予防方法は確立されていない。早期発見が大切になるため、発熱や咳、呼吸困難があったときは医師に相談しよう。

（庄野裕志）

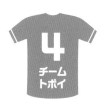

シー（cytotoxic anti- cancer agent）リーグ
（殺細胞性抗がん薬）

4

チーム
トポイ

チームトポイ：
トポイソメラーゼ阻害薬

このチームの主力選手

⑱**イリノテカン**（注射）
⑲**エトポシド**（注射＋経口）
⑳**ナノリポソームイリノテカン**（注射）2020 年

⚾⚾⚾ チームの特徴がざっくりわかる 3 球 3 振！

Q1. どんな効きかた・成分の薬？

トポイソメラーゼは、細胞分裂のときに起こる DNA 複製に必要な酵素である。この酵素の働きを阻害することで、がん細胞の分裂を止め、死滅させてしまう。

Q2. 得意な臓器と一番人気（頻出薬）は？

肺・大腸・血液。一番人気はイリノテカン。

Q3. どんな故障（副作用）が多い？ 主な対策（予防・支持療法と患者指導）は？

主な副作用は下痢、脱毛、骨髄抑制。好中球減少が起こりやすいため、感染予防は入念に行う。イリノテカンの下痢対策は、治療前に便秘にならないこと！ 排便コントロールが重要。高度な下痢には、下痢止めを使うことがある。

シーリーグのなかでは比較的若いチーム編成。
球種の多い先発投手と、持久力が売りの中継ぎ
投手がチームの要。

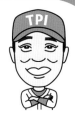

このチームの強み・弱みと注目ポイント

　トポイソメラーゼ阻害薬は、植物成分由来の抗がん薬。日本での薬価収載はいずれも 2006 年以降と、シーリーグ（殺細胞性抗がん薬）のなかでは比較的若いチーム（新しい薬剤）である。DNA 複製に必要な酵素であるトポイソメラーゼを阻害することで、細胞分裂を止め、がん細胞を死滅させる。

　イリノテカンは適応がん種が多く、特に肺がんや大腸がんでは必須の薬剤である。エトポシドは、悪性リンパ腫や小児悪性腫瘍など、若年患者にも使用することがあるほか、患者によっては内服薬で治療を行うこともある。

　勝率（効果）が高い分、故障も多い（副作用も強い）。骨髄抑制には十分注意し、患者観察を行う。アウェー戦で起用される（外来治療で用いる）ことが多いため、自宅での感染予防について患者に理解してもらう。また、イリノテカンの高度な下痢や好中球減少は、ときに致命的になることがあるため、日常的な排便コントロールの方法や、下痢止めの使いかた、救急受診の説明をしておく。いずれの薬剤も、脱毛の頻度は比較的高い。

（石原泰子）

18

イリノテカン
（カンプト®、トポテシン®）

注射薬

さまざまなタイプの打者を打ち取る優秀投手。ただし、相手のデータ収集（UGT1A1 遺伝子多型）を怠ると大乱投になることも……。

(略 号) CPT-11

(年 俸)【カンプト®注】40mg ¥2,427、100mg ¥5,469

【トポテシン®注】40mg ¥2,630、100mg ¥5,966

**この選手の
強み・弱みと
注目ポイント**

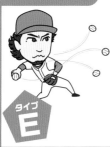

タイプ
E

大腸がん、小細胞肺がんでは、先発することが多い。変化球 SN-38（活性代謝物）が決め球で、高い抗腫瘍効果を持つ。ただし、打者（患者）が、SN-38 を解毒化する酵素（UGT1A1）の遺伝子多型（*6、*28）を持つ場合、SN-38 を処理しきれず、強い副作用を引き起こすことがある。そのため、可能なかぎり事前のデータ収集（遺伝子検査）と、場合によっては投げる力を調節する必要がある。**高度な下痢が問題になるため、下痢予防のセルフケアには、日常的に便秘にならないような排便コントロールが大切。**

DATA

催吐性リスク▶中等度

血管外漏出による皮膚障害のリスク▶炎症性

適応のがん種▶肺がん、大腸がん、卵巣がん

主な副作用▶下痢、脱毛、骨髄抑制

代謝経路▶肝臓

主なレジメン▶ FOLFIRI（5-FU ＋ I-LV ＋ CPT-11）、IP（CDDP ＋ CPT-11）、FOLFIRINOX（5-FU ＋ I-LV ＋ CPT-11 ＋ L-OHP）

排泄物処理に曝露対策（PPE 着用）が推奨される期間のめやす▶尿・便共に 48 時間程度

チャートでキャッチ！
この製剤のクセ

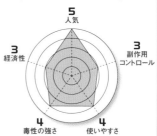

ファン（患者さん）からのＱ＆Ａ

Q 半夏瀉心湯は、下痢が出てから飲めばいいの？

A 半夏瀉心湯は、イリノテカンによる下痢予防として事前の内服を推奨する。半夏瀉心湯に含まれる「バイカリン」は、腸管内の SN-38 生成を抑え、下痢を予防するといわれている。

(石原泰子)

19

エトポシド
(ラステット®、ラステット S®)

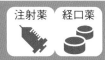
注射薬　経口薬

粘り強く、長時間プレーする選手。投球法（点滴・内服）を変えて、多くの場面で登板することができる。

（略号）VP-16、ETP

（年俸）【注射】100mg ¥3,840　【カプセル】25mg ¥634、50mg ¥1,195

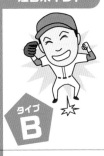

**この選手の
強み・弱みと
注目ポイント**

タイプ
B

　小細胞肺がん、悪性リンパ腫などを相手に起用される。一発で相手を倒す投法ではなく、持久力を持って登板するため、一般的に 3〜5 日間連続投与のレジメンとなる。悪心は少ないが、脱毛は頻度が高い。登板後の二次発がん（二次性白血病）という長期間にわたるダメージが問題になることがある。マウンドの環境整備が必要で、**薬剤濃度が 0.4mg/mL 以上になると結晶化することがある**ため、溶解する補液量に注意するとともに、点滴中も観察を要する。溶媒であるクロモフォアに由来するアレルギー反応に注意。

DATA

催吐性リスク▶軽度
血管外漏出による皮膚障害のリスク▶炎症性
適応のがん種▶肺がん、悪性リンパ腫、胚細胞腫瘍
主な副作用▶脱毛、骨髄抑制、悪心・嘔吐
代謝経路▶肝臓、腎臓
主なレジメン▶PE（CDDP+VP-16）、ICE（IFM+CBDCA+VP-16）、BEP（CDDP+VP-16+BLM）
排泄物処理に曝露対策（PPE 着用）が推奨される期間のめやす▶尿 3 日間、便 5 日間

チャートでキャッチ！
この製剤のクセ

- 人気 3
- 副作用コントロール 4
- 経済性 3
- 毒性の強さ 3
- 使いやすさ 3

ファン（患者さん）からの Q & A

Q　エトポシドが血管から漏れたあと、温めるように言われたけど、冷やさないの？

A　エトポシドの血管外漏出は、冷却することで潰瘍形成を悪化させるという報告がある。漏出時は一般的な漏出時対応のあとに患部を保温して対応する。

（石原泰子）

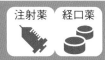

20 ナノリポソームイリノテカン（オニバイド®）

注射薬

数々の実績あるコーチ（イリノテカン）から教えを受けて磨き上げた新人投手。球種は少ないため、ストッパーとして強打者に挑む。

略号 nal-IRI　　年俸【注射】43mg ￥128,131

この選手の強み・弱みと注目ポイント

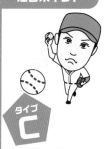

タイプ C

イリノテカンの実績をさらに磨き上げるため、リポソームというユニフォームを身にまとった新星イリノテカン。**ユニフォーム（リポソーム化）により、血液中で分解されにくく、さらにがん組織に集積することができる。** イリノテカンに教えを受けているため、弱み（副作用）は基本的にはイリノテカンと同じ。まだ球種（適応）が少なく、がん薬物療法後に増悪した膵がんに挑むときのみマウンドに上がる（2021年8月時点）。一緒に戦うメンバー（併用薬）も5-FU・レボホリナートと固定。悪心などの副作用は注意深く確認する必要がある。

DATA

催吐性リスク▶**中等度**
血管外漏出による皮膚障害のリスク▶**炎症性**
適応のがん種▶**膵がん**
主な副作用▶**下痢、悪心、骨髄抑制**
代謝経路▶**肝臓**
主なレジメン▶ nal-IRI ＋ 5-FU＋l-LV
排泄物処理に曝露対策（PPE着用）が推奨される期間のめやす▶**リポソーム化されていることで、イリノテカンの半減期約24時間、活性代謝物SN-38の半減期約80時間であり、通常の抗がん薬より長時間体外に排出される可能性がある**

チャートでキャッチ！この製剤のクセ

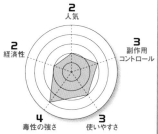

人気 2
副作用コントロール 3
使いやすさ 3
毒性の強さ 4
経済性 2

ファン（患者さん）からのQ&A

Q オニバイド®を使うためにCVポートが必要と言われたけど、絶対に必要？
A オニバイド®は、5-FU持続静注46時間とレボホリナート2時間点滴との併用治療のため、外来治療では5-FUを投与するためのCVポートが必要。入院治療の場合は、CVポートは必須ではない。

（石原泰子）

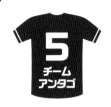

シー（cytotoxic anti- cancer agent）リーグ
（殺細胞性抗がん薬）

5 チームアンタゴ：
チームアンタゴ
代謝拮抗薬

このチームの主力選手

1）ピリミジン拮抗薬

㉑ フルオロウラシル（注射）
㉒ カペシタビン（経口）
㉓ テガフール・ウラシル（経口）
㉔ テガフール・ギメラシル・オテラシル
　 カリウム（経口）
㉕ シタラビン（注射）
㉖ ゲムシタビン（注射）

2）葉酸代謝拮抗薬

㉗ メトトレキサート（経口＋注射）
㉘ ペメトレキセド（注射）

3）その他

㉙ フルダラビン（経口＋注射）
㉚ トリフルリジン・チピラシル（経口）

⚾⚾⚾ チームの特徴がざっくりわかる 3球3振！

Q1. どんな効きかた・成分の薬？

細胞分裂に必要な核酸の類似物質を取り込ませることでDNAの合成を妨ぐことができ、がん細胞の増殖を抑える。

Q2. 得意な臓器と一番人気（頻出薬）は？

消化器（大腸・胃・食道・膵）がん。一番人気はフルオロウラシル。

Q3. どんな故障（副作用）が多い？　主な対策（予防・支持療法と患者指導）は？

骨髄抑制（白血球減少、赤血球減少、血小板減少）、口内炎、下痢、食欲不振が多い。感染予防行動（マスク着用、手洗い、うがい）や口腔ケア、下痢時の対処法について指導しよう。

核酸の類似物質によりがん細胞の代謝を阻害する変化球を中心としたピッチャーがそろう。消化器がん薬物療法の王道を行くチーム。

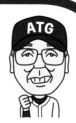

このチームの強み・弱みと注目ポイント

　細胞周期特異的に作用するため頻回に登板（投与）したり、念入りにウォームアップ（時間をかけて投与）することで抗腫瘍効果を発揮する時間依存型薬剤である。ほかのチームと比べて悪心・嘔吐のリスクは軽度である薬剤が多く、蓄積毒性も少ない。一方、骨髄抑制や消化器症状として口内炎や下痢などの粘膜炎、食欲不振などにより短時間で交替（用量の制限）を余儀なくされることがある（DLT：用量規制毒性）。フルオロウラシルを主体とした経口薬が幅広く使用されており、比較的年俸も低い（安価）。このチームは主に消化器がんにおいて中心的な役割を担っており、長期間使用することが多い。経口薬であっても効果は高いが、服薬アドヒアランスの維持が重要となる。

　試合（治療）中は、食事の摂取や排便状況について確認し、経口薬では服薬状況も確認する必要がある。また、手足症候群を発症する薬剤もあり、問診では手足の状態や日常生活への影響についても確認し、手足の保湿ケアについて指導する。

（槙原克也）

21

1) ピリミジン拮抗薬
フルオロウラシル(5-FU®)

注射薬

急速静注と持続静注の2つの球種を持つ、経験豊富なベテランピッチャー。先発で起用されることが多く、スタミナもある。

略号 5-FU

年俸【注射】250mg ¥276、1,000mg ¥1,008

**この選手の
強み・弱みと
注目ポイント**

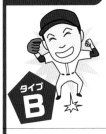

タイプ
B

　急速静注によりRNAの機能障害を起こし、持続静注ではDNA合成を阻害するという2つの球種（作用機序）を持つ。**急速静注では骨髄抑制の発現頻度が高くなる一方で、持続静注では手足症候群の発現頻度が高くなる**ことがわかっている。大腸がんや胃がん、食道がんなどの消化器がんを得意とするが、骨髄抑制や口内炎、下痢、食欲不振、手足症候群などの副作用により用量制限を余儀なくされることがある。口腔ケアや排便コントロール、手足の保湿ケアについての指導を行う必要がある。

DATA
催吐性リスク▶**軽度**
血管外漏出による皮膚障害のリスク▶**炎症性**
適応がん種▶**大腸がん、胃がん、食道がん**
主な副作用▶**骨髄抑制、口内炎、下痢**
代謝経路▶**ジヒドロピリミジン脱水素酵素（DPD）**
主なレジメン▶ FOLFOX、FOLFIRI、FP
排泄物処理の際に、曝露対策（PPE着用）が推奨される期間のめやす▶**尿2日間、便5日間**

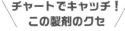

**チャートでキャッチ！
この製剤のクセ**

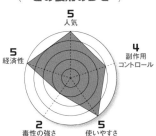

ファン(患者さん)からのQ&A

Q フルオロウラシルやテガフール・ギメラシル・オテラシルカリウムで下痢が起こった場合、どうしたらいいの？
A まずは、食事の工夫をしよう。脂っこいもの、からいもの、食物繊維の豊富なものを避けることを勧める。飲み物ではコーヒーなども排便を促すので避けたほうがよい。(p.67のQ&Aに続く)

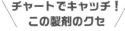(槙原克也)

1）ピリミジン拮抗薬

カペシタビン（ゼローダ®）

経口薬

多段階の変換を経て抗腫瘍効果を発揮する変化球の名手。手足症候群により投球が乱れることがあるため、チームのサポートが必要。

〔略号〕Cap、CAP、XELODA 〔年俸〕【錠剤】300mg ¥223

**この選手の
強み・弱みと
注目ポイント**

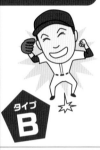

タイプ
B

カペシタビンは消化管から吸収されて肝臓や腫瘍内で2段階の変化（5'-DFCR、5'-DFUR）を経てからフルオロウラシルに変換されることで、抗腫瘍効果を発揮する。大腸がんや乳がん、胃がんを得意とし、経口薬であることから簡便性は高いが、服薬アドヒアランスの維持が重要となる。また、多段階の変化球を投げる（代謝過程がある）ため、**主な副作用である手足症候群の発現には個人差がある。**手足症候群により用量制限を余儀なくされることがあるが、手足症候群の発現予防として、手足の保湿ケアについての指導を行う必要がある。

DATA
催吐性リスク▶**軽度**
適応がん種▶**大腸がん、乳がん、胃がん**
主な副作用▶**手足症候群、下痢、口内炎**
代謝経路▶**ジヒドロピリミジン脱水素酵素（DPD）、腎排泄**
主なレジメン▶**XELOX、XP、Cap＋ラパチニブ**
排泄物処理の際に、曝露対策（PPE着用）が推奨される期間のめやす▶**不明**

**チャートでキャッチ！
この製剤のクセ**

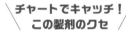

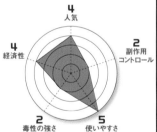

ファン（患者さん）からのQ＆A

Q カペシタビンによる手足症候群の予防に保湿クリームが出ているが、1日何回まで使用していいの？

A 保湿クリームは回数制限はないことが多いが、複数回塗ることを勧める。1日1回より2回以上塗るほうが肌への保湿効果が高いことが報告されている。1回にたっぷり塗る必要はなく、人差し指の指先から第一関節くらいまでの長さを目安とする。

（槇原克也）

1）ピリミジン拮抗薬

テガフール・ウラシル（ユーエフティ®）

最近はもっぱら出番の少ないベンチウォーマー。ただし、ロイコボリン®とバッテリーを組むことで勝負強さを発揮するという一面を持つ。

略号 UFT　年俸【カプセル】100mg ¥195 【顆粒】100mg ¥243、150mg ¥361、200mg ¥471

この選手の強み・弱みと注目ポイント

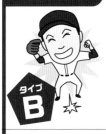

テガフールが体内でフルオロウラシルに変換することで抗腫瘍効果を発揮する。毒性は比較的低く、多くのバッターと対戦できる（多くの適応症を有する）が、さまざまな新規抗がん薬の開発に伴い、近年は出番が少なくなってきている。主に**大腸がん・肺がんの術後補助化学療法で使用される**ことが多い。大腸がんで**ロイコボリン®とバッテリーを組む（併用する）**ことで球威が増す（抗腫瘍効果が上がる）が、**服薬には食事の前後1時間をあける必要がある**などの煩雑さがあることが難点。

DATA
催吐性リスク▶**軽度**
適応がん種：▶**大腸がん、胃がん、肺がん**
主な副作用▶**食欲不振、下痢、倦怠感**
代謝経路▶**ジヒドロピリミジン脱水素酵素（DPD）**
主なレジメン▶ **UFT＋LV、UFT単独**
排泄物処理の際に、曝露対策（PPE着用）が推奨される期間のめやす▶**不明**

チャートでキャッチ！この製剤のクセ

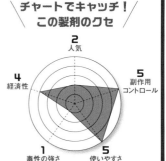

2 人気
5 副作用コントロール
4 経済性
1 毒性の強さ
5 使いやすさ

ファン（患者さん）からのQ＆A

Q ロイコボリン®と併用する場合、食事の前後1時間はあける必要があると聞いたが、食事のあとにすぐ飲んでしまったら、どうしたらいいの？

A 食事後に服薬した場合、主成分の血中濃度が低下することが報告されている。1回くらい食後に飲んでしまっても影響は少ないと思われるが、薬の効果を保つため、次回からは食後を避けて飲むようにしよう。

（槇原克也）

1）ピリミジン拮抗薬

経口薬

テガフール・ギメラシル・オテラシルカリウム（ティーエスワン®）

日本が世界に誇る経口抗がん薬の名手。さまざまなバッター（がん種）に対して、多彩な投球フォーム（投与スケジュール）を持つ。

略号 S-1

年俸 **【カプセル】** 20mg ¥445、25mg ¥539　**【顆粒】** 20mg ¥608、25mg ¥759
【OD錠】 20mg ¥445、25mg ¥539

この選手の強み・弱みと注目ポイント

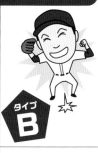

タイプ **B**

　テガフールが体内でフルオロウラシルに変換することで抗腫瘍効果を発揮するが、フルオロウラシルの分解酵素を強力に阻害するギメラシルや消化管の毒性を軽減するオテラシルカリウムを含む。消化器がんのほかに頭頸部がん、肺がん、乳がんで使用され、日本発信で世界中のさまざまな国で販売されるも、メジャーリーグ（米国）では受け入れられていない。**併用する抗がん薬により投球フォーム（投与スケジュール）も**異なる。下痢、口内炎、食欲不振などの消化器症状に注意が必要で、粘りのピッチングにより、ときに涙（流涙）を誘うことも。

5　チームアンタゴ：代謝拮抗薬

DATA

催吐性リスク▶**軽度**
適応がん種▶**胃がん、大腸がん、肺がん**
主な副作用▶**下痢、口内炎、食欲不振**
代謝経路▶**ジヒドロピリミジン脱水素酵素（DPD）**
主なレジメン▶ **SOX、SP、IRIS**
排泄物処理の際に、曝露対策（PPE着用）が推奨される期間のめやす▶**不明**

チャートでキャッチ！この製剤のクセ

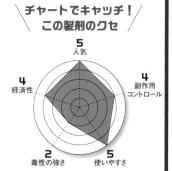

5 人気
4 副作用コントロール
5 使いやすさ
2 毒性の強さ
4 経済性

ファン（患者さん）からのQ＆A

A （p.64のQ＆Aの続き）下痢止めの薬が処方されていたら下痢止めを飲み、水様便（水のような便）であれば、頓服で処方されるロペラミドは下痢が治まるまで追加して飲もう。

（槇原克也）

1）ピリミジン拮抗薬

シタラビン（キロサイド®）

急性白血病では先発から中継ぎまで欠かすことのできないベテランピッチャー。多彩な球威（投与量）によりバッターを攪乱させる。

[略号] Ara-C　[年俸]【注射】20mg ¥315、40mg ¥612、60mg ¥894、100mg ¥1,582、200mg ¥2,353、400mg ¥3,575、1g ¥7,376

この選手の強み・弱みと注目ポイント

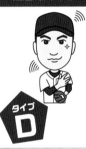

タイプ **D**

　急性白血病において先発（寛解導入）から中継ぎ（地固め）まで、中心的な役割を担うベテランピッチャー。先発では粘りのピッチング（持続静注）によりバッターを追い詰め、中継ぎでは球威のあるストレート（大量投与）でバッターをうちとる。骨髄抑制や口内炎、下痢、発疹、倦怠感など多くの副作用があり、**大量投与では粘膜炎、発熱、筋・関節痛などの「シタラビン症候群」と呼ばれる特有の副作用も発現することがある。**そのため、あらかじめステロイド点眼を使用し、感染予防行動（マスク着用、手洗い、うがい）は必須である。

DATA

催吐性リスク▶＞200mg/m^2：中等度、100〜200mg/m^2：軽度、＜100mg/m^2：最小度
血管外漏出による皮膚障害のリスク▶炎症性
適応がん種▶**急性白血病、悪性リンパ腫**
主な副作用▶**骨髄抑制、口内炎、シタラビン症候群**
代謝経路▶**肝臓**
主なレジメン▶ DNR + Ara-C、IDR + Ara-C、Hyper-CVAD + MA
排泄物処理の際に、曝露対策（PPE 着用）が推奨される期間のめやす▶尿 1 日間

チャートでキャッチ！この製剤のクセ

- 人気 5
- 副作用コントロール 3
- 使いやすさ 5
- 毒性の強さ 4
- 経済性 4

ファン（患者さん）からの Q & A

Q この薬を点滴する前に、ステロイドの目薬を使うように言われた。前回の投与時はそんなことを言われなかったのに、なぜ？

A 前回より、一度にたくさんのシタラビンを点滴することで粘膜炎の発症リスクが高まるため、ステロイドによる眼の粘膜の炎症予防が目的。

（槙原克也）

1) ピリミジン拮抗薬

ゲムシタビン(ジェムザール®)

抜群のスタミナを持つ先発型のピッチャー。プラチナとの併用により、出血（血小板減少）に注意が必要となる。

略号 GEM　　年俸【注射】200mg ¥1,574、1g ¥7,179

**この選手の
強み・弱みと
注目ポイント**

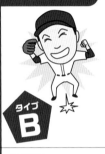

タイプ
B

　自覚症状を伴う副作用が比較的少なく、蓄積毒性もないことから長期間で使用しやすい。得意ながん種は膵・胆道がん、非小細胞肺がん、尿路上皮がん、乳がん、卵巣がん、悪性リンパ腫と幅広いが、**白金製剤と併用する際には血小板減少のリスクが高くなる**ので出血に注意が必要となる。また、生理食塩液で溶解することとなっているが血管痛が起こることがあり、**5%ブドウ糖液で溶解**することで血管痛のリスクが低下する。60分以上かけて点滴すると副作用が増強した例が報告されており、点滴時間は30分に指定されている。

DATA

催吐性リスク▶**軽度**

適応がん種▶**非小細胞肺がん、膵がん、胆道がん**

主な副作用▶**骨髄抑制、倦怠感、食欲不振**

代謝経路▶**腎臓**

主なレジメン▶ GEM＋CDDP、GEM＋nab-PTX、GEM 単剤

排泄物処理の際に、曝露対策（PPE 着用）が推奨される期間のめやす▶**尿 1 日間**

**チャートでキャッチ！
この製剤のクセ**

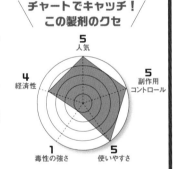

ファン(患者さん)からのQ&A

Q 脱毛を避けたくてこの薬を選んだが、インターネットでは脱毛すると書かれていた。本当は脱毛するの？　しないの？

A ゲムシタビンでの明らかな脱毛は 10%程度と報告されている。ほかの抗がん薬よりは頻度が低く、完全に髪の毛がなくなってしまうわけではない。

（槇原克也）

2）葉酸代謝拮抗薬
メトトレキサート（メソトレキセート®）

経口薬　注射薬

球界屈指の幅広い球威（投与量）と球種（投与法）を持つベテランピッチャー。暴投（排泄遅延）時はロイコボリン®のレスキュー隊がかけつける。

略号 MTX　　年俸【錠剤】2.5mg ¥32　【注射】5mg ¥709、50mg
¥2,363、200mg ¥7,744、1,000mg ¥34,184

**この選手の
強み・弱みと
注目ポイント**

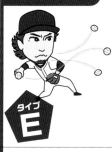

タイプ
E

　急性白血病や悪性リンパ腫、骨肉腫を得意とするが、尿路上皮がんや乳がん、胃がんとも対戦することがある。髄腔内に投げられる（投与できる）数少ないピッチャーであり、適応がん種も幅広いことから、球威（投与量）の幅広さは球界一である。**大量投与時には血中濃度のモニタリングを行い、暴投（排泄遅延）が起こった場合、ロイコボリン®のレスキュー投与を行う。**また、尿をアルカリ化することで結晶化を防ぎ、腎機能障害を予防する必要がある。NSAIDs との併用により、排泄遅延が起こる可能性があるため、注意が必要。

DATA
催吐性リスク▶ ≧250mg/m² : **中等度**、50〜
250mg/m² : **軽度**、＜50mg/m² : **最小度**
血管外漏出による皮膚障害のリスク▶ **炎症性**
適応がん種▶ **悪性リンパ腫、骨肉腫、急性白血病**
主な副作用▶ **骨髄抑制、口内炎、腎機能障害**
代謝経路▶ **腎臓**
主なレジメン▶ Hyper-CVAD ＋ MA、HD-MTX、
CMF
排泄物処理の際に、曝露対策（PPE 着用）が推奨される期間のめやす▶ **尿 3 日間、便 7 日間**

**チャートでキャッチ！
この製剤のクセ**

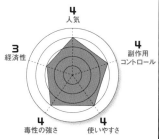

人気 4
副作用コントロール 4
使いやすさ 4
毒性の強さ 4
経済性 3

ファン（患者さん）からの Q & A
Q 口内炎の副作用があると聞いたが、予防する方法はあるの？
A 口内炎を完全に予防できる方法は確立していない。ただし、口の中が不潔な状態だったり乾燥していると、口内炎ができやすくなることがわかっている。歯磨きやうがいにより口の中を清潔に保つことを心がけよう。

（槙原克也）

2) 葉酸代謝拮抗薬

ペメトレキセド（アリムタ®）

注射薬

先発から中継ぎまでこなし、抜群のスタミナを持つ若手ピッチャー。
非小細胞肺がん屈指のプレーヤーだが、扁平上皮を苦手とする。

略号 PEM、MTA　　年俸【注射】100mg ¥45,048、500mg ¥188,457

**この選手の
強み・弱みと
注目ポイント**

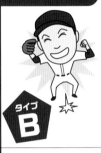

タイプ
B

　非小細胞肺がんでは1次治療から維持療法、2次治療でも使用される球界屈指のプレーヤー。骨髄抑制や自覚症状を伴う副作用も少なく、蓄積毒性もないことから、長期間で使用しやすい。しかし、**扁平上皮がんでは効果がなく**、適応症も少ないことから得意とするがん種は限定されている。副作用を軽減させるため、9週ごとのビタミンB₁₂の投与と毎日葉酸を内服する必要がある。ときにスキントラブル（皮疹）がみられることも。

5 チームアンタゴ：代謝拮抗薬

DATA
催吐性リスク▶軽度
血管外漏出による皮膚障害のリスク▶炎症性
適応がん種▶**非小細胞肺がん、悪性胸膜中皮腫**
主な副作用▶骨髄抑制、倦怠感、皮疹
代謝経路▶腎臓
主なレジメン▶PEM＋CDDP、PEM＋CBDCA、
PEM単剤
排泄物処理の際に、曝露対策（PPE着用）が推
奨される期間のめやす▶**不明**

**チャートでキャッチ！
この製剤のクセ**

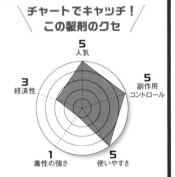

人気 5
副作用コントロール 5
使いやすさ 5
毒性の強さ 1
経済性 3

ファン(患者さん)からのQ＆A

Q　この薬を使いはじめたころからビタミン剤が処方された。ビタミンが不足するの？

A　ペメトレキセドで葉酸が欠乏し、さまざまな副作用につながるため、処方された総合ビタミン剤（パンビタン®）に含まれている葉酸を補充するのが目的。

（槇原克也）

3）その他
フルダラビン（フルダラ®）

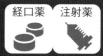

経口薬　注射薬

スローボールによる変化球を得意とする二刀流（注射＋経口）ピッチャー。先発がノックアウトされたあとの中継ぎの役割を果たす。

（略号）Flu、F-ara-A　　（年俸）【錠剤】10mg ¥3,811　【注射】50mg ¥31,827

この選手の強み・弱みと注目ポイント

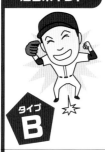

タイプ **B**

　体内で少しずつ有効成分へと変換され、抗腫瘍効果を発揮する。慢性リンパ性白血病や再発・難治性の低悪性度B細胞性非ホジキンリンパ腫など、比較的進行の遅いタイプのがん種に対して、病勢をコントロールする目的で使用される。一方、**強い骨髄抑制があるため、造血幹細胞移植の前処置として使用されることもある。**自覚症状を伴う副作用は少ないが、骨髄抑制に伴う感染予防行動（マスク着用、手洗い、うがい）は必須であり、貧血や出血にも注意を要する。また、腫瘍が急激に死滅することでの腫瘍崩壊症候群にも注意が必要。

DATA
催吐性リスク▶経口：軽度、注射：最小度
適応がん種▶**悪性リンパ腫、慢性リンパ性白血病**
主な副作用▶**骨髄抑制、発熱、腫瘍崩壊症候群**
代謝経路▶**腎臓**
主なレジメン▶ FC、フルダラビン単剤
排泄物処理の際に、曝露対策（PPE着用）が推奨される期間のめやす▶**不明**

チャートでキャッチ！この製剤のクセ

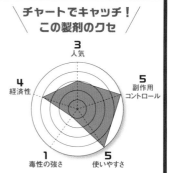

人気 3
副作用コントロール 5
経済性 4
毒性の強さ 1
使いやすさ 5

ファン（患者さん）からの Q & A
Q　今までいろいろな抗がん薬を使ったけど、いつも吐き気がつらかった。今回は吐き気止めがないけど大丈夫？
A　フルダラビンは抗がん薬のなかでも吐き気の頻度が一番少ないタイプに分類されるため、吐き気止めは必要ないと考えられている。

（槙原克也）

3）その他

トリフルリジン・チピラシル（ロンサーフ®）

実力はまだまだ未知数の若手ストッパー。複雑怪奇な投球フォーム（投与スケジュール）で、時に打者や観客を攪乱させる。

（略 号）FTD

（年 俸）【錠剤】15mg ¥2,517、20mg ¥3,377

**この選手の
強み・弱みと
注目ポイント**

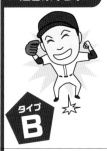

タイプ
B

標準治療が無効となった大腸がんや胃がんにおいて、後方ラインで使用されるストッパーとしての役割を果たす。ほかの経口抗がん薬でみられるような消化器症状は少ないが、骨髄抑制のリスクが高い。**投与スケジュールは5日間服薬2日間休薬を2週間くり返したあと、さらに2週間休薬するという特徴的なパターンであり、服薬管理には注意が必要である。**2014年より発売され、2019年8月より胃がんにも適応拡大となった。いずれにおいても、後方ラインで単独使用されることから、実力はまだまだ未知数であり、今後はほかの抗がん薬との併用による効果増強が期待される。

5 チームアンタゴ：：代謝拮抗薬

DATA

催吐性リスク▶**中等度**

適応がん種▶**大腸がん、胃がん**

主な副作用▶**骨髄抑制、悪心、倦怠感**

代謝経路▶**チミジンホスホリラーゼ、腎臓**

主なレジメン▶ FTD **単剤**

排泄物処理の際に、曝露対策（PPE着用）が推奨される期間のめやす▶**不明**

**チャートでキャッチ！
この製剤のクセ**

```
        人気
         4
経済性 4        5 副作用
                  コントロール

   毒性の強さ    使いやすさ
      3          2
```

ファン（患者さん）からのQ & A

Q 飲む期間や休みの期間がややこしくて間違いそう。何か工夫する方法はないの？

A 服薬間違いを防止するブリスターカードがある。ブリスターカードに錠剤をはめこみ、服薬日の日付を書き込むことでわかりやすくなる。

（槙原克也）

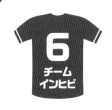

シー（cytotoxic anti- cancer agent）リーグ
（殺細胞性抗がん薬）

6 チームインヒビ：
微小管阻害薬

チーム
インヒビ

このチームの主力選手

1）ビンカアルカロイド系

㉛ビンクリスチン（注射）
㉜ビンブラスチン（注射）
㉝ビノレルビン（注射）
㉞ビンデシン（注射）

2）タキサン系

㉟パクリタキセル（注射）
㊱アルブミン懸濁型パクリタキセル（注射）
㊲ドセタキセル（注射）
㊳カバジタキセル（注射）

3）その他

㊴エリブリン（注射）

チームの特徴がざっくりわかる 3球3振！

Q1. どんな効きかた・成分の薬？

がんの細胞分裂に重要な役割を果たす微小管に作用する。

Q2. 得意な臓器と一番人気（頻出薬）は？

固形がん（乳腺、胃、肺、卵巣など）を得意とするタキサン系（パクリタキセル、ドセタキセルなど）と、血液がん（白血病、悪性リンパ腫など）を得意とするビンカアルカロイド系（ビンクリスチン、ビンブラスチンなど）に大別される。一番人気は球界を代表する投手（抗がん薬）のパクリタキセルである。

Q3. どんな故障（副作用）が多い？ 主な対策（予防・支持療法と患者指導）は？

骨髄抑制と末梢神経障害を代表的な副作用とする投手（抗がん薬）が多い。近年、末梢神経障害の予防または改善に対して、さまざまな取り組みが行われている。

先発（1次治療）から中継ぎ＆ストッパー（2次治療以降）まで幅広い投手陣を擁し、さまざまな打者（がん種）と対戦。

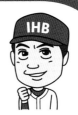

このチームの強み・弱みと注目ポイント

　タキサン系のパクリタキセルとドセタキセルはクリーンナップに対して勝負強い［患者数の多いがん種（乳腺、胃、肺）で頻繁に使用され治療成績がよい］。一方、ビンカアルカロイド系はホームランバッターを得意とすることが多く、野手と協力して完封を狙う［進行が早いがん種（≒血液がん）で多剤併用し治癒を目指す］。パクリタキセルとドセタキセルは、初対戦では危険球に注意が必要であり、退場となることもある（初回投与時にはアレルギー反応に注意が必要で、再投与不可となることもある）。また、以前、両投手は名前が似ていることから、大乱闘をしたこともあった（処方間違いによる医療事故があった）。このチームの投手の多くは起壊死性であるため、コントロール不良で打者を負傷させることがないように注意すべきである（血管外漏出には注意が必要である）。キャッチャーの巧みなリードが勝利の鍵を握る（看護師の綿密なケアが重要である）。

（野口裕介）

31

1）ビンカアルカロイド系

注射薬

ビンクリスチン（オンコビン®）

得意な打者（がん種）はホームランバッター（進行が早いがん種≒血液がん）。野手と協力（多剤併用）して完封（治癒）を目指す。

(略号) VCR

(年俸)【注射】1mg ¥2,404

**この選手の
強み・弱みと
注目ポイント**

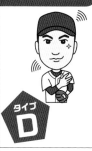

タイプ
D

　ビンカアルカロイド系の初代エース。現在も第一線（1次治療）で活躍。得意な打者はホームランバッター（進行が早いがん種≒**白血病、悪性リンパ腫**）。野手と協力して、完封を目指す〔多剤併用でCR（完全奏効）を目指す〕。豪速球を続けると、打者をしびれさせる（総投与量の増加に伴い**末梢神経障害**のリスクが増加する）。コントロール不良で打者を負傷させることもあり。キャッチャーの巧みなリードが好投の鍵である（**血管外漏出**を防ぐには看護師の観察が重要である）。腹痛にも注意（副作用に**便秘、イレウス**あり）。

DATA

催吐性リスク▶**最小度**

血管外漏出による皮膚障害のリスク▶**起壊死性**

適応のがん種▶**非ホジキンリンパ腫、急性リンパ性
白血病**

主な副作用▶**末梢神経障害、骨髄抑制、便秘**

代謝経路▶**肝臓で代謝、胆汁中に排泄**

主なレジメン▶ R-CHOP、hyper CVAD、
CODOX-M

排泄物処理に曝露対策（PPE着用）が推奨される期間のめやす▶**尿4日間、便7日間**

**チャートでキャッチ！
この製剤のクセ**

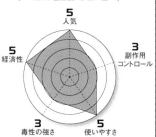

ファン（患者さん）からのQ&A

Q 便秘になったらどうしたらいいの？

A 飲み薬で調節しよう。便秘にならないように、便を軟らかくする薬などを前もって飲んでおく方法もある。

（野口裕介）

1）ビンカアルカロイド系

ビンブラスチン（エクザール®）

ビンクリスチンと同世代の投手。野手と協力（多剤併用）し、さまざまな打者（ホジキンリンパ腫、尿路上皮がん、胚細胞腫瘍）と対戦。

| 略 号 | VBL、VLB |

| 年 俸 | 【注射】10mg ￥2,587 |

この選手の強み・弱みと注目ポイント

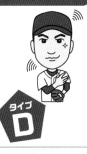

タイプ **D**

ビンクリスチンと同世代の投手で現在も主力選手（標準治療）。ビンクリスチンと同様に、野手と協力（多剤併用）して、さまざまな打者（**ホジキンリンパ腫、尿路上皮がん、胚細胞腫瘍**）と対戦する。ホジキンリンパ腫では完封（CR：完全奏効）を目指すが、一方、尿路上皮がんでは少量失点（PR：部分奏効）でチームを勝利に導く役割も担っている（生存期間延長）。ビンクリスチン同様、コントロール不良で打者を負傷させることがあるため、キャッチャーの巧みなリードが好投の鍵である（**血管外漏出**を防ぐには看護師の観察が重要である）。

6 チームインヒビ：微小管阻害薬

DATA
催吐性リスク▶**最小度**
血管外漏出による皮膚障害のリスク▶**起壊死性**
適応のがん種▶**ホジキンリンパ腫、尿路上皮がん、胚細胞腫瘍**
主な副作用▶**骨髄抑制、末梢神経障害**
代謝経路▶**肝臓で代謝、胆汁中に排泄**
主なレジメン▶ ABVD、M-VAC、VeIP
排泄物処理に曝露対策（PPE 着用）が推奨される期間のめやす▶**尿 4 日間、便 7 日間**

チャートでキャッチ！この製剤のクセ
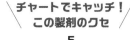
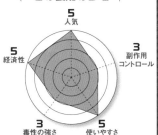

5 人気
3 副作用コントロール
5 使いやすさ
3 毒性の強さ
5 経済性

ファン（患者さん）からのQ & A

Q 悪性リンパ腫の治療をしているが、この薬はほかのがんにも効くの？

A 尿路上皮がん（膀胱がん、尿管がんなど）や胚細胞腫瘍にも使用される。

（野口裕介）

33

1) ビンカアルカロイド系
ビノレルビン（ナベルビン®）

注射薬

チームインヒビ・ビンカアルカロイド系の第二世代の投手。先輩投手と異なり、非小細胞肺がんと乳がんを得意とする。

(略号) VNR、VNB
(年俸)【注射】10mg ¥3,886、40mg ¥13,794

**この選手の
強み・弱みと
注目ポイント**

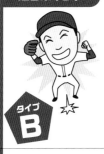

タイプ
B

　チームインヒビ・ビンカアルカロイド系の第二世代の投手。先輩投手（ビンクリスチン、ビンブラスチン）とは異なった打者（がん種）を得意とする。**非小細胞肺がん**ではシスプラチンと協力（併用）して幅広く登板。**乳がん**では中継ぎまたはストッパーとして少量失点でチームを勝利に導く役割も担っている〔2次治療以降に投与してPR（部分奏効）により生存期間延長〕。新人からベテランまで幅広い年齢層と対戦できる（単独投与は高齢者にも使用しやすい）。先輩投手同様、打者の負傷（**静脈炎**）には注意が必要。

DATA
催吐性リスク▶**最小度**
血管外漏出による皮膚障害のリスク▶**起壊死性**
適応のがん種▶**非小細胞肺がん、乳がん**
主な副作用▶**骨髄抑制、末梢神経障害、静脈炎**
代謝経路▶**肝臓で代謝、胆汁中に排泄**
主なレジメン▶**VNR単剤、CDDP＋VNR**
排泄物処理に曝露対策（PPE着用）が推奨される期間のめやす▶**尿4日間、便7日間**

**チャートでキャッチ！
この製剤のクセ**

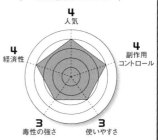

ファン（患者さん）からのQ & A
Q 点滴しているときに腕が痛くなったらどうしたらいいの？
A すぐに看護師に申し出よう。抗がん薬が血管から漏れていないかどうかを確認して、痛みを和らげる方法を検討するよ。

（野口裕介）

34

1）ビンカアルカロイド系
ビンデシン（フィルデシン®）

注射薬

チームインヒビ・ビンカアルカロイド系の第二世代の投手。急性白血病、悪性リンパ腫などを得意とする。

（略号）VDS
（年俸）【注射】1mg ¥4,259、3mg ¥11,532

**この選手の
強み・弱みと
注目ポイント**

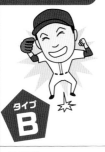

タイプ
B

　チームインヒビ・ビンカアルカロイド系の第二世代の投手。ビンカアルカロイド系のなかでは比較的目立たない投手である。**急性白血病、悪性リンパ腫**などを得意とする。野手と協力して、打たせて取るピッチングである（多剤併用）。注意すべき点（副作用）はほかの投手と似ている（**骨髄抑制、末梢神経障害**）。起壊死性のため、ほかの投手同様、打者の負傷（**血管外漏出**）には注意が必要。

DATA

催吐性リスク▶**最小度**
血管外漏出による皮膚障害のリスク▶**起壊死性**
適応のがん種▶**急性白血病、悪性リンパ腫**
主な副作用▶**骨髄抑制、末梢神経障害**
代謝経路▶**肝臓で代謝、胆汁中に排泄**
主なレジメン▶ mLSG15、A triple V
排泄物処理に曝露対策（PPE 着用）が推奨される期間のめやす▶**尿 2 日間、便 2 日間**

\チャートでキャッチ！/
この製剤のクセ

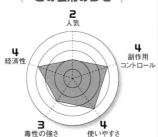

ファン（患者さん）からの Q & A

Q　なぜほかの抗がん薬と一緒に治療するの？
A　がん治療では、臨床試験の結果によって決められた標準治療が行われる。1 つの抗がん薬だけではなく、複数の抗がん薬を併せて用いることもよくあるよ。

（野口裕介）

6

チームインヒビ：微小管阻害薬

2）タキサン系

パクリタキセル（タキソール®）

さまざまな打者（乳腺、卵巣、胃、肺、子宮、頭頸部、食道など）と対戦できる有能投手。ときどき危険球（アレルギー反応）あり。

略号 PTX、TAX、TXL

年俸【注射】30mg ¥3,621、100mg ¥10,933

この選手の強み・弱みと注目ポイント

タイプ **A**

　乳がん、卵巣がんなどでは1次治療で使用され、さまざまな打者（胃、肺、頭頸部、食道など）と対戦できる有能投手。初対戦では危険球に要注意（初回投与では**アレルギー反応に要注意**）。退場も経験ずみ（再投与不可のこともある）。**アルコール**が含まれているため、缶ビールが1本程度飲める打者にしか対戦できない。登板時には特注のスパイクが必要（投与時には**インラインフィルター**ありの輸液セットを使用する）。打者をしびれさせるのが得意（副作用に**末梢神経障害**）。頭を狙うためウィッグを準備（ほぼ全例に**脱毛**あり）。

DATA

催吐性リスク▶**軽度**

血管外漏出による皮膚障害のリスク▶**起壊死性**

適応のがん種▶**乳がん、卵巣がん、胃がん**

主な副作用▶**骨髄抑制、末梢神経障害、脱毛**

代謝経路▶**肝臓で代謝、胆汁中に排泄**

主なレジメン▶ weekly PTX、TC（PTX ＋ CBDCA）

排泄物処理に曝露対策（PPE着用）が推奨される期間のめやす▶**尿2日間、便2日間**

チャートでキャッチ！この製剤のクセ

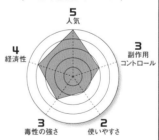

- 人気 5
- 副作用コントロール 3
- 使いやすさ 2
- 毒性の強さ 3
- 経済性 4

ファン（患者さん）からのQ & A

Q アルコールに弱いけど、大丈夫かな？

A 主治医と相談して検討する。ゆっくり点滴することで治療可能な場合もある。どうしても無理な場合は、代わりになる抗がん薬を探そう。

（野口裕介）

2) タキサン系 アルブミン懸濁型パクリタキセル（ナブパクリタキセル）（アブラキサン®）

パクリタキセルの悪いクセ（アルコールと溶解補助剤のポリオキシエチレンヒマシ油）が消えて、危険球（アレルギー反応）が少なくなった。

(略 号) nab-PTX
(年 俸)【注射】100mg ¥48,899

この選手の強み・弱みと注目ポイント

タイプ **A**

　パクリタキセルの悪いクセが消えた（アルコールと溶解補助剤のポリオキシエチレンヒマシ油を含んでいない）投手。危険球（アレルギー反応）は非常に少ないが、アルブミンを含有する**特定生物由来製品**であるため、ロット番号の 20 年間の保存が必要。乳がんや非小細胞肺がんをはじめ、パクリタキセルが対戦できなかった**膵がん**では、ゲムシタビンと協力して大活躍（併用で 1 次治療でも頻繁に使用）。登板するときには過剰な装備（インラインフィルター）は不要。十分にウォームアップを行ってはじめて力を発揮する（無菌調製には時間を要する）。

6 チームインヒビ：微小管阻害薬

DATA

催吐性リスク ▶ 軽度
適応のがん種 ▶ 乳がん、非小細胞肺がん、膵がん、胃がん
主な副作用 ▶ 骨髄抑制、末梢神経障害、脱毛
代謝経路 ▶ 肝臓で代謝、胆汁中に排泄
主なレジメン ▶ nab-PTX ＋ CBDCA、nab-PTX ＋ GEM、nab-PTX 単剤
排泄物処理に曝露対策（PPE 着用）が推奨される期間のめやす ▶ 尿 2 日間、便 2 日間

チャートでキャッチ！この製剤のクセ

- 人気 5
- 副作用コントロール 3
- 使いやすさ 3
- 毒性の強さ 3
- 経済性 2

ファン（患者さん）からの Q & A

Q しびれは予防できないの？

A しびれを予防したり、和らげたりするためにさまざまな取り組みが行われている。しかし、現在のところ完全に予防する方法はない。症状がひどくならないように、治療しながら一緒にみていこう。

（野口裕介）

37

2) タキサン系
ドセタキセル(タキソテール®、ワンタキソテール®)

注射薬

> パクリタキセルの後輩。パクリタキセル同様、さまざまな打者（がん種）と対戦できる有能投手だが、危険球（アレルギー反応）あり。

（略号）DTX、TXT
（年俸）【注射】20mg ¥9,836、80mg ¥34,119

この選手の強み・弱みと注目ポイント

タイプ **A**

さまざまな打者（乳腺、肺、胃など）と対戦できる有能投手で、前立腺がんにも保険適用あり。初対戦では危険球（初回投与では**アレルギー反応**）に要注意。退場も経験ずみ（再投与不可のこともある）。**アルコール**が含まれているため、お酒を飲めない打者には投球に工夫が必要（添付溶解液ではなく生理食塩液や5％ブドウ糖液で調製）。しかし、投球フォームを改善した製品（**アルコールフリーの後発品**）もある。打者は体重の変動に注意（副作用に**浮腫**あり）。頭を狙うためウィッグを準備（ほぼ全例に**脱毛**あり）。

DATA

催吐性リスク▶**軽度**
血管外漏出による皮膚障害のリスク▶**起壊死性**
適応のがん種▶**乳がん、非小細胞肺がん、前立腺がん、胃がん、卵巣がん、食道がん**
主な副作用▶**骨髄抑制、浮腫、脱毛**
代謝経路▶**肝臓で代謝、胆汁中に排泄**
主なレジメン▶ DTX単剤、CDDP＋DTX、CBDCA＋DTX、DS（DTX＋S-1）
排泄物処理に曝露対策（PPE着用）が推奨される期間のめやす▶**尿1日間、便2日間**

チャートでキャッチ！この製剤のクセ

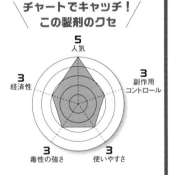

人気 5
副作用コントロール 3
使いやすさ 3
毒性の強さ 3
経済性 3

ファン(患者さん)からのQ＆A

Q 髪の毛が抜けるのは避けられないの？

A 脱毛を予防する方法はいろいろと検討されている。しかし、現在のところ完全に予防する方法はない。ウィッグなどの利用で、カバーしたりアレンジしたりすることができる。

（野口裕介）

2) タキサン系

カバジタキセル（ジェブタナ®）

注射薬

チームインヒビ・タキサン系の若手。特定の打者を得意とする（前立腺がんのみに保険適用）。

略号 CTX

年俸 【注射】60mg ￥537,188

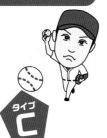

この選手の強み・弱みと注目ポイント

タイプ **C**

　チームインヒビ・タキサン系の若手。特定の打者と対戦するために1軍に昇格（**前立腺がんのみに保険適用**）。少量の**アルコール**を含有する。添加物（ポリソルベート80）を含むため、初対戦では危険球に要注意（初回投与では**アレルギー反応**に要注意）。退場も経験ずみ（再投与不可のこともある）。コントロールの乱れから打者に恐怖心を与える〔**発熱性好中球減少症**（FN）の発現あり〕。監督の采配次第では、好成績の可能性大（対象患者の見極めが重要）。

6 チームインヒビ：微小管阻害薬

DATA

催吐性リスク▶**軽度**

適応のがん種▶**前立腺がん**

主な副作用▶**骨髄抑制、下痢**

代謝経路▶**肝臓で代謝、胆汁中に排泄**

主なレジメン▶**カバジタキセル単剤**

排泄物処理に曝露対策（PPE着用）が推奨される期間のめやす▶**尿2日間、便2日間**

チャートでキャッチ！この製剤のクセ

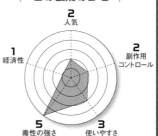

ファン（患者さん）からのQ&A

Q 白血球（好中球）が下がったときに注意することは？

A 手洗いやマスク着用などの感染対策を行うことが重要。下がりやすい場合には、白血球（好中球）を下がりにくくする注射薬を使用することもある。

（野口裕介）

3）その他

エリブリン（ハラヴェン®）

注射薬

チームインヒビのなかではほかに属さない新しいタイプの投手である。乳がんと悪性軟部腫瘍を得意とする。

年俸 **【注射】** 1mg ¥67,121

**この選手の
強み・弱みと
注目ポイント**

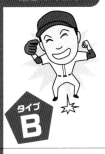

タイプ **B**

　チーム内ではほかに属さない新しいタイプの投手である。**乳がん**と**悪性軟部腫瘍**を得意とする。少量の**アルコール**を含有しているため、お酒が飲めない打者とは対戦しにくい。乳がんでは中継ぎまたはストッパーとして、少量失点でチームを勝利に導く役割も担っている〔2次治療以降に投与してPR（部分奏効）により生存期間延長〕。ベテラン打者にも好投する（副作用がコントロールしやすく、高齢者にも投与しやすい）。監督が困ったときに登板できる強みがある（投与時間が短いため簡便）。

DATA
催吐性リスク▶**軽度**
適応のがん種▶**乳がん、悪性軟部腫瘍**
主な副作用▶**骨髄抑制、末梢神経障害**
代謝経路▶**ほとんど代謝されず、胆汁中に排泄**
主なレジメン▶**エリブリン単剤**
排泄物処理に曝露対策（PPE着用）が推奨される期間のめやす▶**尿2日間、便2日間**

**チャートでキャッチ！
この製剤のクセ**

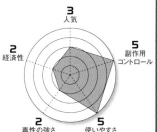

3 人気
5 副作用コントロール
5 使いやすさ
2 毒性の強さ
2 経済性

ファン（患者さん）からのQ＆A

Q　治療はいつまで続くの？

A　がんを抑える効果が認められれば、治療は継続されることが多い。治療計画で不明な点があれば、主治医の先生に確認しよう。質問しにくいときは看護師が代わりに伝言することもできる。

（野口裕介）

7
チーム
アンテイボ

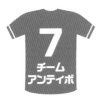

エム（molecularly-targeted therapy）リーグ
（分子標的薬）

チームアンテイボ：抗体薬

このチームの主力選手

1）抗HER2抗体

㊵トラスツズマブ（注射）
㊶ペルツズマブ（注射）

2）抗EGFR抗体

㊷セツキシマブ（注射）
㊸パニツムマブ（注射）
㊹ネシツムマブ（注射）

3）抗VEGF抗体

㊺ベバシズマブ（注射）

4）抗VEGFR抗体

㊻ラムシルマブ（注射）

5）抗CD20抗体

㊼リツキシマブ（注射）

6）抗CD38抗体

㊽イサツキシマブ（注射）
㊾ダラツムマブ（注射）
㊿**ダラツムマブ（皮下注射）** 2021年

7）抗SLAMF7抗体

(51)エロツズマブ（注射）

チームの特徴がざっくりわかる３球３振！

Q1. どんな効きかた・成分の薬？

がんの増殖に関与する部位を狙って攻めるコントロール重視のIgGモノクローナル抗体で、抗原抗体反応を利用して標的に結合、がんの増殖を抑え込む。

Q2. 得意な臓器と一番人気（頻出薬）は？

若手は、がん種特定のマニア集団だが、ベテランは、臓器横断的に効果が期待できる。一番人気は、血管新生阻害によりがん細胞への栄養供給を遮断するベバシズマブ。

Q3. どんな故障（副作用）が多い？　主な対策（予防・支持療法と患者指導）は？

試合中、試合後のインフュージョンリアクションに注意する。抗アレルギー薬などを併用する場合もある。投球中のバイタルサインにも注意。標的分子ごとに副作用が異なる。想定外の故障の可能性もあり、異常があればすぐ連絡するように指導しよう。

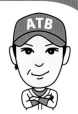

がん種横断的に勝負を挑む、頭脳派の成長著しいチーム。勝ち目のない勝負はしない場合も。想定外の故障者が出ることもある。

このチームの強み・弱みと注目ポイント

　やみくもに攻撃するのではなく、情報収集し、敵の主力選手の弱点に攻め込む（標的分子を狙って作用）、頭脳派チーム。そのため、効率的な攻撃で故障者が少ない（従来の殺細胞性抗がん薬に比べると、骨髄抑制、消化器症状、脱毛など一般的とされている副作用が少ない）。また、他チームの選手も巻き込んだ作戦が得意で、防御率を上げている。

　しかし、試合中のインフュージョンリアクションのほか、球場外での故障が多く（腫瘍細胞以外でも標的分子が多く発現している部位への副作用が頻発）、VEGF を標的とする場合は血圧上昇・タンパク尿、EGFR を標的とする場合は皮膚障害、HER2 を標的とする場合は心障害など、選手の日常にも目を光らせておくことが肝心。支持療法でカバーできる場合もあるが、注意しないと、登録抹消の可能性も。

　新人は年俸が高いが、ベテラン選手にはバイオシミラーも出てきて、球団の財政的にも助かっている。

（土谷有美）

1) 抗HER2抗体
トラスツズマブ（ハーセプチン®）

注射薬

乳がん領域ではベテラン。安定した防御率を誇り、チームプレーもばっちり！　胃がん領域では、乳がんほどは防御率が上がらない。

略号 Tmab、HER
年俸【注射】60mg ¥16,736、150mg ¥38,639

この選手の強み・弱みと注目ポイント

タイプ
A

　敵がHER2陽性であれば先発（1次治療）確定の、頼りになるエースピッチャー。補助療法でも進行再発でも力を発揮してくれる、ヒト化モノクローナル抗体。はじめての試合（初回投与）では、インフュージョンリアクションを起こしてしまうこともあるが、2回目の試合からは調子を崩すことも少なく、安定した投球を披露してくれる。**長期間使用する場合は、心機能のチェックも忘れずに、心毒性のあるアントラサイクリンの治療歴がある場合は、特に注意！**　全般的に故障も少なく、ほかの選手とも協力してよい成績を残してくれる。

DATA
催吐性リスク▶**最小度**
血管外漏出による皮膚障害のリスク▶**非壊死性**
適応のがん種▶**HER2過剰発現が確認された乳がん、HER2過剰発現が確認された切除不能な進行・再発胃がん**
主な副作用▶**インフュージョンリアクション、心障害**
代謝経路▶トラスツズマブとしてのデータはないが、ヒトIgGと同様に、細胞にとりこまれ、低分子ペプチドやアミノ酸まで分解されると考えられる
主なレジメン▶Tmab + VNR、Tmab + XP

＼チャートでキャッチ！／
この製剤のクセ

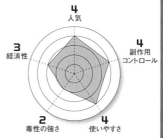

人気
4
経済性 3
副作用コントロール 4
毒性の強さ 2
使いやすさ 4

ファン（患者さん）からのQ&A
Q 心機能のチェックは、どうすればいいの？
A 原則として、3カ月に1回LVEFの測定で評価するとともに、患者さんの自覚症状（動悸・息切れ・頻脈など）のチェックを行い、必要に応じて心電図、胸部X線なども併用する。

（土谷有美）

1）抗 HER2 抗体

ペルツズマブ（パージェタ®）

HER2 陽性乳がんが専門。トラスツズマブとの共同作戦により防御率を下げる（HER シグナルをより広範囲に遮断）若手ピッチャー。

略号 PER

年俸 【注射】420mg ¥206,472

この選手の強み・弱みと注目ポイント

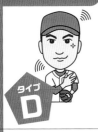

タイプ **D**

一人では全く戦力にならないが、先輩トラスツズマブやほかの抗がん薬と一緒に試合に出れば、力を発揮してくれるヒト化モノクローナル抗体。トラスツズマブとは若干異なる軌道の球を投げるため、より防御率がアップ。トラスツズマブに似た性格であるが、両剤併用による故障の増加は目立たない。殺細胞性抗がん薬の併用を中断したあともトラスツズマブとの併用で試合を進めていくことができ、術前・術後を問わず、強敵（再発リスクが高い）や、転移・再発乳がんでの登板が増えている。

7 チームアンティボ：抗体薬

DATA

催吐性リスク▶最小度

血管外漏出による皮膚障害のリスク▶非壊死性

適応のがん種▶ HER2 陽性の手術不能または再発乳がん

主な副作用▶インフュージョンリアクション、心障害

代謝経路▶ペルツズマブのデータなし。トラスツズマブ（p.88）同様

主なレジメン▶ PER ＋ Tmab ＋ DTX

チャートでキャッチ！この製剤のクセ

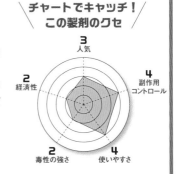

人気 3
副作用コントロール 4
使いやすさ 4
毒性の強さ 2
経済性 2

ファン（患者さん）からのQ & A

Q ペルツズマブを術前に使用した場合、手術への影響はあるの？

A 術前療法でペルツズマブを投与した NEOSPHER 試験の結果から、術前・術後への影響は示唆されなかった。殺細胞性抗がん薬を同時に使用する場合は、骨髄抑制などの状態を考慮してほしい。

（土谷有美）

2) 抗EGFR抗体
セツキシマブ（アービタックス®）

注射薬

RAS 野性型の大腸がん、頭頸部がんに効果を発揮。毎週登板のハードスケジュールをこなす。スキントラブルが多いのが弱点。

略号 Cmab
年俸【注射】100mg ￥36,740

**この選手の
強み・弱みと
注目ポイント**

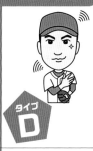

タイプ
D

　マウス-ヒトキメラ型モノクローナル抗体。EGFRを標的とするが、なかでも **RAS の変異がない野生的な相手のみ**が得意な投手。試合前の抗ヒスタミン薬は必須。投球中のバイタルサインにも注意。EGFRは皮膚組織にも多く発現しており、皮膚障害が高率に発症する。試合序盤にざ瘡様皮疹が顔面や前胸部に、中盤以降に皮膚の乾燥や爪囲炎がみられる。**スキンケアが副作用対策のポイント**。軟膏塗布の回数や使い分けなど、事前の説明が試合に影響することもある。試合中を通して、電解質（特にマグネシウム）には注意。補充をしないと、次の登板ができないことも。

DATA
催吐性リスク▶**最小度**
血管外漏出による皮膚障害のリスク▶**非壊死性**
適応のがん種▶ RAS 遺伝子野生型の治癒切除不能な進行・再発の結腸・直腸がん、頭頸部がん
主な副作用▶**インフュージョンリアクション、ざ瘡様皮疹、爪囲炎**
代謝経路▶セツキシマブのデータなし。トラスツズマブ（p.88）同様
主なレジメン▶ Cmab + FOLFIRI、Cmab + FP、Cmab ＋放射線療法

チャートでキャッチ！ この製剤のクセ

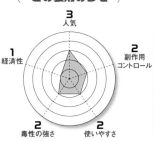

ファン（患者さん）からのQ&A

Q スキンケアはどのようにしたらいいの？
A 『清潔』『保湿』『刺激を最小限にする』がポイント。皮膚障害が強くなれば、ステロイド外用薬の使用も考慮されるが、塗布部位により、ステロイドの強さを選択する必要がある。

（土谷有美）

2）抗 EGFR 抗体

パニツムマブ（ベクティビックス®）

注射薬

二代目の抗 EGFR 抗体、ヒト型抗体でインフュージョンリアクションを軽減。登板間隔も隔週で通院負担も軽減。

（略号）Pmab

（年俸）【注射】100mg ¥79,165、400mg ¥301,476

**この選手の
強み・弱みと
注目ポイント**

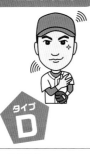

タイプ
D

　セツキシマブと同じように、RAS（KRAS、NRAS）**野生型**を得意とするピッチャー。世界初の完全ヒト型モノクローナル抗体であり、セツキシマブと比べるとインフュージョンリアクションは少なく、投与間隔も 2 週間と登板間隔が長くなっている。皮膚障害の頻度は高率であるが、セツキシマブ同様、皮膚障害が効果に相関しているといわれている。皮膚障害に対しては、試合前後のケア（保湿やステロイド外用薬の塗布、ドキシサイクリン内服）が重要。また、マグネシウムなどの電解質の変動にも注意が必要。**インラインフィルターを使っての投与が必須。**

DATA

催吐性リスク▶**最小度**

血管外漏出による皮膚障害のリスク▶**非壊死性**

適応のがん種▶**KRAS 遺伝子野生型の治癒切除不能な進行・再発の結腸・直腸がん**

主な副作用▶**ざ瘡様皮疹、爪囲炎、低マグネシウム血症**

代謝経路▶**パニツムマブのデータなし。トラスツズマブ（p.88）同様**

主なレジメン▶Pmab ＋ FOLFIRI、Pmab ＋ FOLFOX

**チャートでキャッチ！
この製剤のクセ**

```
        人気
         3
経済性            副作用
 2               コントロール
                  3

毒性の強さ        使いやすさ
   2               2
```

7 チームアンティボ：抗体薬

ファン（患者さん）からの Q & A

Q 抗原抗体反応とは、どのようなものなの？

A 抗体は、非自己とみなした物質（抗原）に結びつきその働きを抑えるタンパク質で、この働きを抗原抗体反応という。このチームの IgG モノクローナル抗体は、それぞれ特定のがん細胞の標的部位に結合して、がん細胞の働きを抑えこむ。

（土谷有美）

44

2) 抗EGFR抗体
ネシツムマブ（ポートラーザ®）

肺がん初の抗EGFR抗体。肺がんが専門でゲムシタビンとシスプラチンとの共同作戦で効果を発揮する。皮膚トラブルが弱点。

[略号] Nmab
[年俸]【注射】800mg ¥234,695

この選手の強み・弱みと注目ポイント

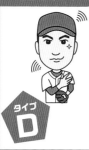

タイプ **D**

先発として期待される肺がん初のヒト型抗EGFRモノクローナル抗体。**ゲムシタビンとシスプラチンとともに**切除不能な進行再発の扁平上皮非小細胞肺がんを相手とする。**週1回2週登板後、3週目は休養**が必要。登板中の**インフュージョンリアクション**に注意。登板後に高率に発生する皮膚障害には、先輩のセツキシマブなどと同様**スキンケアが必須**。マグネシウムなどの電解質の変動、血栓塞栓症にも注意が必要なうえ、協働するシスプラチンなどの副作用にも注意。

DATA
催吐性リスク▶**軽度**
血管外漏出による皮膚障害のリスク▶**非壊死性**
適応のがん種▶**切除不能な進行・再発の扁平上皮非小細胞肺がん**
主な副作用▶**インフュージョンリアクション、皮膚障害、低マグネシウム血症**
代謝経路▶**タンパク質の異化経路によりペプチドおよびアミノ酸に分解されて体内から消失すると考えられる**
主なレジメン▶ Nmab + GEM + CDDP

チャートでキャッチ！この製剤のクセ

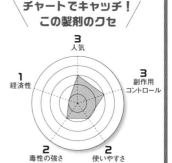

- 人気 3
- 経済性 1
- 副作用コントロール 3
- 毒性の強さ 2
- 使いやすさ 2

ファン（患者さん）からのQ&A

Q なぜ皮膚症状が起こるの？
A ネシツムマブはEGFRを抑えて、がん細胞が増える信号を止める薬。EGFRは、皮膚や爪にも存在し、薬で抑えてしまうため、皮膚症状が起こる。

（小森桂子）

45

3）抗 VEGF 抗体

ベバシズマブ（アバスチン®）

注射薬

目のつけどころがナイス！　誰もが持っている血管に着目。敵を選ばない頼りになるエース。さまざまながん種に適応拡大中。

(略号) BV、BeV

(年俸)【注射】100mg ¥34,289、400mg ¥129,924

この選手の強み・弱みと注目ポイント

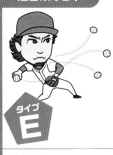

タイプ **E**

　敵の栄養補給路を断つ兵糧攻め作戦。血管新生の主要な調節因子で、ほとんどの腫瘍で発現が亢進しているVEGF を標的にしたヒト化モノクローナル抗体。大腸がんを皮切りに各がん種に適応を拡大している。**用量・投与間隔が異なる使いかたがあるので、注意が必要。**弱点の血圧上昇は降圧薬で、尿タンパク陽性は休薬で解決することが多い。創傷治癒遅延があるため、試合中のけが（手術や抜歯など）には注意が必要。必要に応じて、ベバシズマブの休薬を。また、血栓塞栓症の既往のある患者にも注意！

DATA

催吐性リスク▶最小度

血管外漏出による皮膚障害のリスク▶非壊死性

適応のがん種▶治癒切除不能な進行・再発の結腸・直腸がん、扁平上皮がんを除く切除不能な進行・再発の非小細胞がん、手術不能または再発乳がんなど

主な副作用▶血圧上昇、尿タンパク陽性、創傷治癒遅延

代謝経路▶ベバシズマブのデータなし。トラスツズマブ（p.88）同様

主なレジメン▶ BV + FOLFOX、BV + CBDCA + PTX、BV +アテゾリズマブ

チャートでキャッチ！この製剤のクセ

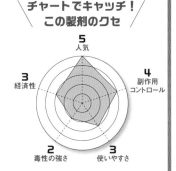

ファン（患者さん）からのQ＆A

Q 治療中に抜歯が必要に……どうしたらいいの？

A 多くの場合は洗浄で対処でき、ベバシズマブの投与継続は可能。ただし、出血と創傷治癒遅延のリスクもあるため、状況に応じて対処が必要。ベバシズマブ開始前に歯科受診を勧めておくことも大切である。

（土谷有美）

7 チームアンティボ：抗体薬

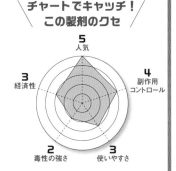

93

4）抗 VEGFR 抗体

ラムシルマブ（サイラムザ®）

抗体薬では、2 番手の血管新生阻害薬、ヒト型モノクローナル抗体。
胃がんでは初の VEGF 抗体薬。リリーフでの活躍に期待が集まる。

略号 Rmab、RAM　　年俸【注射】100mg ¥76,659、500mg ¥362,032

**この選手の
強み・弱みと
注目ポイント**

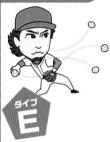

タイプ
E

　　VEGFR に対するヒト型モノクローナル抗体。胃がん
では初めての抗 VEGF 抗体薬であり、デビュー後間もな
くリリーフ（2 次治療）を任された大型新人。肺がん、
大腸がんに対しては、チームプレーで対戦することが多
かったが、がん薬物療法後に増悪した血清 AFP 値が
400ng/mL 以上の切除不能な肝細胞がんでは、はじめか
ら個人プレーで対戦を挑む。弱点の血圧上昇は降圧薬で、
タンパク尿陽性は休薬と減量で乗りきることが多い。創
傷治癒遅延があるため、試合中のけが（手術や抜歯など）
には注意する。**投与にはインラインフィルターが必要。**

DATA

催吐性リスク▶**最小度**
血管外漏出による皮膚障害のリスク▶**非壊死性**
適応のがん種▶**治癒切除不能な進行・再発の胃が
ん、治癒切除不能な進行・再発の結腸・直腸が
ん、切除不能な進行・再発の非小細胞肺がん**
主な副作用▶**血圧上昇、尿タンパク陽性、創傷治
癒遅延**
代謝経路▶**ラムシルマブのデータなし。トラスツズ
マブ（p.88）同様**
主なレジメン▶ Rmab ＋ PTX、Rmab ＋ FOLFIRI、
Rmab ＋ DTX

**チャートでキャッチ！
この製剤のクセ**

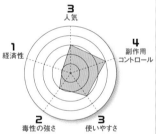

ファン（患者さん）からの Q & A

Q 尿タンパクの定量検査は、どのようにしたらいいの？

A 24 時間蓄尿を用いた全尿検査が望ましいが、外来治療などで困難な場合は、
尿中タンパク／クレアチニン比（UPC）で代替できる。UPC ＝随時尿のタンパク定
量結果（mg/dL）／尿中クレアチニン濃度（mg/dL）⇒ 1 日尿タンパク排泄量（g）と推
定できる。

（土谷有美）

5) 抗 CD20 抗体
リツキシマブ（リツキサン®）

注射薬

抗体薬の先駆者であり、今なおエースの座を守り続けている。抗 CD20 モノクローナル抗体で、種々の免疫関連疾患の治療薬としても活躍中。

略 号 RTX、RIT

年 俸 【注射】100mg ¥27,215、500mg ¥132,999

この選手の強み・弱みと注目ポイント

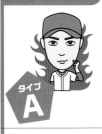

タイプ A

　マウス-ヒトキメラ型抗 CD20 モノクローナル抗体であり、B 細胞性ホジキンリンパ腫の治療成績を激変させ一世を風靡したピッチャー。キメラ抗体ゆえに、**インフュージョンリアクション対策が必要で、毎回の試合前の抗ヒスタミン薬と解熱鎮痛薬がないと、試合にならない。**試合中も細かく点滴速度を調節していく必要があり、成績は優秀だが、世話の焼けるベテラン。単独でも成績を残せる力を持っているが、多剤と協力して試合を進めていくこともできる。

7 チームアンティボ：抗体薬

DATA
催吐性リスク▶**最小度**
血管外漏出による皮膚障害のリスク▶**非壊死性**
適応のがん種▶ CD20 **陽性の B 細胞性非ホジキンリンパ腫、**CD20 **陽性の慢性リンパ性白血病、**インジウム（111In）イブリツモマブ チウキセタン（遺伝子組換え）注射液およびイットリウム（90Y）イブリツモマブ チウキセタン（遺伝子組換え）注射液投与の前投与
主な副作用▶**インフュージョンリアクション**
代謝経路▶リツキシマブのデータなし。トラスツズマブ（p.88）同様
主なレジメン▶ R-CHOP

チャートでキャッチ！この製剤のクセ

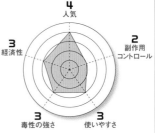

ファン（患者さん）からの Q & A

Q　点滴時間を短くするために、点滴速度を速くしていいの？

A　点滴のスピードとインフュージョンリアクションなどの副作用の発現に相関関係があることがわかっているので、添付文書に書かれている速度を超えて点滴しない。打者（患者）の状態によっては、標準のスピードより遅く点滴する場合もある。

（土谷有美）

6）抗 CD38 抗体

イサツキシマブ（サークリサ®）

注射薬

先発 NG だが、骨髄腫細胞表面の CD38 にめがけて速球を投げこむ新人投手。ポマリドミドとデキサメタゾンが一緒でないと登板できない。

略号 I、Isa
年俸【注射】100mg ¥64,699、500mg ¥285,944

この選手の強み・弱みと注目ポイント

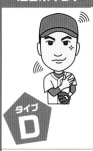

タイプ D

　３番手以降の登板（２レジメンの治療歴があること）と制約はあるが、**ポマリドミドとデキサメタゾンが一緒**なら、頑張る抗 CD38 モノクローナル抗体。**インフュージョンリアクション**を軽減するために抗ヒスタミン薬、H_2 受容体拮抗薬、解熱鎮痛薬でのウォーミングアップが登板前に必須で、**速度管理**も必要。登板間隔が、１サイクル目は１週間だが、２サイクル目からは２週間必要。輸血時の血清学検査の干渉を回避するために DTT 処理が必要。投球時は**インラインフィルターを使用**すること。

DATA

催吐性リスク▶軽度
血管外漏出による皮膚障害のリスク▶非壊死性
適応のがん種▶再発または難治性の多発性骨髄腫
主な副作用▶**インフュージョンリアクション、骨髄抑制、感染症**
代謝経路▶**タンパク質であり、非飽和性**
主なレジメン▶ Ipd

チャートでキャッチ！この製剤のクセ

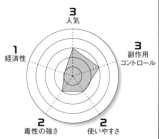

人気 3
副作用コントロール 3
使いやすさ 2
毒性の強さ 2
経済性 1

ファン（患者さん）からの Q & A

Q　肺炎とかぜ症候群との違いは？
A　一般のかぜはのどや気管支に炎症が起こり、肺炎は肺の中を通る気管支のさらに先にある肺胞に炎症が起こる。どちらも似た症状が多いものの、肺炎のほうが症状の程度が重く、長引くことが特徴。

（小森桂子）

6）抗CD38抗体

ダラツムマブ（ダラザレックス®）

国内初の抗CD38抗体。他剤との共同作戦で防御率を下げる。試合時間が長いのが弱点。先発登板も可能だが、登板間隔が一定しない。

（略号）D、Dara
（年俸）【注射】 100mg ¥52,262、400mg ¥187,970

この選手の強み・弱みと注目ポイント

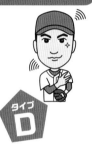

タイプ **D**

　先発、リリーフとしての活躍が期待される初の抗CD38モノクローナル抗体。レナリドミドまたはプロテアソーム阻害薬およびデキサメタゾンのチームメートの協力が必要。**インフュージョンリアクション**を軽減させるために、抗ヒスタミン薬、H_2受容体拮抗薬および解熱鎮痛薬の投薬が登板前に必要。**試合時間が長い**のが弱点。治療サイクルにより登板間隔が異なるので、**登板管理が必要**。輸血時の血清学検査の干渉を回避するためにDTT処理が必要。投球時には**インラインフィルター**を要する。

7 チームアンティボ：抗体薬

DATA

催吐性リスク▶**軽度**
血管外漏出による皮膚障害のリスク▶**非壊死性**
適応のがん種▶**多発性骨髄腫**
主な副作用▶**インフュージョンリアクション、骨髄抑制、感染症**
代謝経路▶**トラスツズマブ（p.88）と同様**
主なレジメン▶ DCd、DLd、DBd

チャートでキャッチ！この製剤のクセ

```
        4
       人気
1               3
経済性          副作用
              コントロール

  2           2
毒性の強さ    使いやすさ
```

ファン（患者さん）からのQ & A

Q なぜ治療時間が長いの？

A ダラツムマブはインフュージョンリアクションの発現リスクが高いため、投与前にインフュージョンリアクションを軽減させる前投薬が必要。また、投与時は副作用症状を確認しながら、投与速度を調整する必要があるため。

（小森桂子）

6）抗CD38抗体

ダラツムマブ（ダラキューロ®）

注射薬

先輩のダラザレックス®の欠点を改良した皮下注製剤。試合時間が短くなったが、そのほかの特徴は、先輩ダラザレックス®と同様。

（略　号）D、Dara
（年　俸）【皮下注射】15mL ¥434,209

**この選手の
強み・弱みと
注目ポイント**

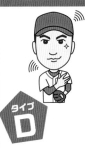

タイプ
D

　先発、リリーフとして期待されるダラザレックス®とは投球フォームが異なる（ダラザレックス®：点滴静注、**ダラキューロ®：皮下注**）。試合時間は大幅に短縮。ダラザレックス®は相手の体重に応じて量をコントロールしていたが、ダラキューロ®は、どんな相手でも**1バイアルで勝負**できる。性格はダラザレックス®と同様。臍から約7.5cmの腹部皮下に15mLを3～5分かけてゆっくり投与。同一部位への反復投球は禁止。道具にこだわりがあり、ポリプロピレン、ポリエチレン、ポリ塩化ビニル（PVC）の皮下注セットとステンレス銅製の注射針が必要。

DATA

催吐性リスク▶**軽度**
血管外漏出による皮膚障害のリスク▶**非壊死性**
適応のがん種▶**多発性骨髄腫**
主な副作用▶**インフュージョンリアクション、骨髄
抑制、感染症**
代謝経路▶**トラスツズマブ（p.88）と同様**
主なレジメン▶ DCd、DLd、DBd

**チャートでキャッチ！
この製剤のクセ**

4
人気

1
経済性

3
副作用
コントロール

2
毒性の強さ

2
使いやすさ

ファン（患者さん）からのQ＆A

Q ダラザレックス®注射とは何が違うの？

A 抗CD38抗体ダラツムマブにボルヒアルロニダーゼ　アルファ（rHuPH20）を配合させることで腹部皮下投与可能となり、治療時間を大幅に短縮できた。

（小森桂子）

7) 抗 SLAMF7 抗体

エロツズマブ（エムプリシティ®）

注射薬

球界初の抗 SLAMF7 抗体。再発または難治性の多発性骨髄腫において、2 番手以降での活躍が期待されている新人ピッチャー。

略号 E、Elo
年俸【注射】300mg ¥162,961、400mg ¥212,305

**この選手の
強み・弱みと
注目ポイント**

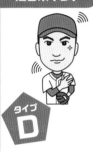

タイプ
D

　2 番手以降の登板と制約があるが、免疫細胞のひとつである NK 細胞膜上の SLAMF7 に速球を投げ込む新人投手。**レナリドミドやポマリドミドとデキサメタゾンとの併用**で力を発揮する、ヒト化抗ヒト SLAMF7 モノクローナル抗体。軽度の肝機能障害や腎障害相手にも積極的に勝負できる。**インフュージョンリアクション**を軽減させるために、抗ヒスタミン薬、H_2 受容体拮抗薬および解熱鎮痛薬の投薬が登板前に必須。治療サイクルにより登板間隔が異なるので、**登板管理**が必要。**投与速度の管理**、また投球時には**インラインフィルター**を要する。

DATA

催吐性リスク▶**軽度**
血管外漏出による皮膚障害のリスク▶**非壊死性**
適応のがん種▶**再発または難治性の多発性骨髄腫**
主な副作用▶**インフュージョンリアクション、感染症、リンパ球減少**
代謝経路▶**チトクローム P450（CYP）酵素に依存しない生化学的経路を介して、小さなペプチドおよび個々のアミノ酸へと分解されると考えられる**
主なレジメン▶ **ELd、EPd**

チャートでキャッチ！ この製剤のクセ

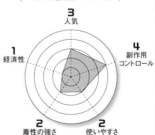

3 人気
1 経済性
4 副作用コントロール
2 毒性の強さ
2 使いやすさ

ファン（患者さん）からの Q & A

Q エロツズマブは患者自身の"免疫"を利用するの？
A 免疫細胞のひとつである NK 細胞を直接活性化する作用と、NK 細胞に骨髄腫細胞を認識させる作用の 2 つの働きがある。

（小森桂子）

7 チームアンティボ：抗体薬

エム（molecularly-targeted therapy）リーグ
（分子標的薬）

8 チームローモレ：低分子化合物

チームローモレ

1) EGFR阻害薬

ゲフィチニブ（経口）
エルロチニブ（経口）
アファチニブ（経口）
オシメルチニブ（経口） 2016年
ダコミチニブ（経口） 2019年

2) ALK阻害薬

クリゾチニブ（経口）
アレクチニブ（経口）
セリチニブ（経口） 2019年
ロルラチニブ（経口） 2018年
ブリグチニブ（経口） 2021年

3) HER2阻害薬

ラパチニブ（経口）

4) BCR-ABL阻害薬

イマチニブ（経口）
ニロチニブ（経口）
ダサチニブ（経口）

5) マルチキナーゼ阻害薬

スニチニブ（経口）
ソラフェニブ（経口）
レゴラフェニブ（経口） 2016年
パゾパニブ（経口）
レンバチニブ（経口）
カボザンチニブ（経口） 2020年

6) VEGFR阻害薬

アキシチニブ（経口）

7) mTOR阻害薬

エベロリムス（経口）
テムシロリムス（注射）

8) プロテアソーム阻害薬

ボルテゾミブ（注射）
カルフィルゾミブ（注射）
イキサゾミブ（経口） 2017年

9) BRAF阻害薬

ダブラフェニブ（経口） 2016年
エンコラフェニブ（経口） 2019年

10) MEK阻害薬

トラメチニブ（経口） 2016年
ビニメチニブ（経口） 2019年

11) CDK4/6阻害薬

パルボシクリブ（経口）
アベマシクリブ（経口）

12) PARP阻害薬

オラパリブ（経口）
ニラパリブ（経口） 2020年

（「チームの特徴がざっくりわかる3球3振！」は p.102）

対戦相手の特徴を研究し、サインを読んで攻撃を
阻止する戦略的チーム。体格は小さいが足の速い
選手が多い。ただし、息切れしやすいところが弱点。

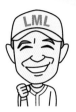

13）BTK阻害薬

　イブルチニブ（経口）　2016年

14）TRK/ROS1阻害薬

　エヌトレクチニブ（経口）　2019年

15）FLT3阻害薬

　ギルテリチニブ（経口）　2018年
　キザルチニブ（経口）　2019年

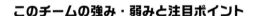

このチームの強み・弱みと注目ポイント

　EGFR（チロシンキナーゼ）阻害薬（EGFR-TKI）、マルチキ
ナーゼ阻害薬、mTOR阻害薬、プロテアソーム阻害薬は、いず
れも小分子の分子標的薬で、抗体薬と違って細胞の内側から増
殖信号、生存信号を阻害する。抗体薬はほとんどが注射薬だが、
小分子薬はほとんどが経口薬なので、投与は簡便。副作用が意
外に多く、抗体薬よりもむしろ重篤な場合があり要注意。経口
薬であるがゆえに自分で服薬管理することから、副作用が発現
しても重度になるまで我慢して続ける患者も少なくない。
　ピンポイント攻撃のため標的に関連する副作用が出やすく、
EGFR阻害薬では、皮疹が有効性のサインとなることもある。
皮膚障害や下痢や口内炎など、対策のわかっている副作用は、
発現時の対処法（予防薬の使用）、連絡・相談方法についてあら
かじめ十分に伝えておく。足の皮膚症状は見過ごされやすいの
で、足裏まで観察することがポイント。

（築山郁人）

チームの特徴がざっくりわかる 3球3振！

Q1. どんな効きかた・成分の薬？

ターゲットとする相手は、がんに特異的なタンパク。小さな分子の薬で、細胞の中に入り込んで増殖信号や生存信号をブロックする。増殖信号は多くのタンパクを経て段階的に伝達されるが、薬によって根元の段階や途中の段階など、さまざまな段階でブロックする。薬により一つのタンパクだけをブロックするものもあれば、複数のタンパクを同時にブロックするものもある。

Q2. 得意な臓器と一番人気（頻出薬）は？

得意な臓器は、主に肺、骨髄、腎臓、乳房、大腸。

肺ではオシメルチニブがゲフィチニブ、エルロチニブをしのいで勝率一位の座を勝ち取った。慢性骨髄性白血病では、イマチニブが首位をキープ。腎臓ではスニチニブ。肝臓では、レンバチニブ。乳房、大腸ではこの種の薬は2番手、3番手以降。悪性黒色腫（メラノーマ）などの BRAF V600E 変異には、ダブラフェニブ、トラメチニブが登板している。遺伝性乳がん卵巣がん症候群（HBOC）に対しては PARP 阻害薬のオラパリブ。

近年、白血病でギルテリチニブ、キザルチニブが期待のルーキーとして登場した。また、臓器横断的 TRK/ROS1 阻害薬として、エヌトレクチニブが待望の大型新人として活躍が期待される。

Q3. どんな故障（副作用）が多い？　主な対策（予防・支持療法と患者指導）は？

どの薬も、間質性肺炎の可能性がある。特にゲフィチニブは間質性肺炎で問題となり、患者選択の重要性を示した最初の薬。主な症状は息切れ、空咳、発熱で、症状が出たらすぐに受診。ターゲット分子に特異的な副作用が出る。

EGFR 阻害薬は、皮膚障害が起こりやすく、清潔・保湿を保ち、刺激を避ける。皮疹が出たらステロイド外用薬を使用。VEGFR 阻害薬は、高血圧や血栓症、ケガからの復帰を遅らせる。

元祖分子標的薬、EGFR 変異陽性肺がんでは第一線で活躍するレジェンド。

年 俸【錠剤】250mg ¥4,396

EGFR 変異のある非小細胞肺がんに推奨されている。初代の EGFR-TKI で、上皮成長因子受容体と結合し増殖信号を遮断する。EGFR-TKI の草分け的存在で、効く人には劇的に効くが、効かない人には全く効かず、むしろ間質性肺炎による死亡例もある。**分子標的薬の治療において、"効く患者"を選択することの重要性を認識させた貴重な存在。最近、コラボレジメンで先発投手として見直されている。**胃酸抑制薬との併用で、吸収が約半分に低下。1 日 1 回毎日服用するが、日本人高齢者では無酸症が多いので食後投与が望ましい。グレープフルーツ（ジュース）を避け、ワルファリン併用時は出血傾向に注意。

DATA
催吐性リスク▶ 最小度
適応のがん種▶ EGFR 遺伝子変異陽性の手術不能または再発非小細胞肺がん
主な副作用▶ 発疹、肝機能障害、下痢、間質性肺炎
代謝経路▶ 肝臓
主なレジメン▶ ゲフィチニブ＋ CBDCA ＋ PEM、ゲフィチニブ単剤

チャートでキャッチ！この製剤のクセ

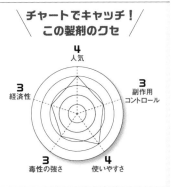

人気 4
副作用コントロール 3
経済性 3
毒性の強さ 3
使いやすさ 4

ファン（患者さん）からの Q & A

Q 肺炎になるの？

A 頻度は薬によりさまざまだが、抗がん薬のなかには 10% と多く発現するものもあり、ゲフィチニブだけが起こりやすいわけではない。ただ、多くの分子標的薬は、間質性肺炎のリスクがあると考えておいたほうがよさそう。

（築山郁人）

経口薬

ゲフィチニブの2代目。肌が荒れるほど効く。

年俸 【錠剤】25mg ¥2,015、100mg ¥7,407、150mg ¥10,811

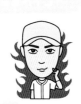

ゲフィチニブの二代目EGFR-TKI。ゲフィチニブ同様、EGFR変異のある非小細胞肺がんに推奨されるが、EGFR変異のない非小細胞肺がんにも有効。EGFRに結合し、増殖信号を遮断しアポトーシスを誘導する。ゲフィチニブが効かなくなった場合も有効。**最近、ベバシズマブやラムシルマブなどの血管新生阻害薬とのコラボで先発投手としての活躍が期待される。皮膚障害が効果のサイン。**清潔・保湿・刺激の回数が皮膚障害予防のポイント。下痢や口内炎などの粘膜障害も出やすい。高カロリー食のあとに服用すると吸収が倍になり、胃酸抑制薬で吸収が約半分に低下する。

DATA

催吐性リスク▶ 最小度
適応のがん種▶ EGFR変異陽性進行未治療非小細胞肺がん、進行既治療非小細胞肺がん、切除不能膵がん
主な副作用▶ **皮膚障害、下痢、口内炎**
代謝経路▶ 肝臓
主なレジメン▶ **エルロチニブ単剤、**TAR + BV、TAR + RAM

チャートでキャッチ！ この製剤のクセ

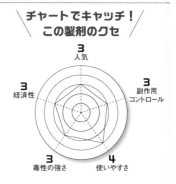

人気 3
副作用コントロール 3
使いやすさ 4
毒性の強さ 3
経済性 3

ファン(患者さん)からのQ & A

Q 分子標的薬にも副作用はあるの？

A 分子標的薬は、がん細胞だけに作用する夢の薬と思われていたが、実際にはがん細胞と同じ目印がある部位に副作用が出る。例えばエルロチニブの標的は皮膚にもあるため、皮膚障害が出やすい。皮膚障害が出るほど予後がよいという話もある。

(築山郁人)

くっついたら**離れないスッポン的選手**。EGFR が出すほぼすべてのサインをブロック。そのかわり、**副作用もほぼ必発**。

年俸 **【錠剤】** 20mg ¥5,249、30mg ¥7,697、40mg ¥10,171、50mg ¥11,458

第 2 世代の EGFR-TKI ですべての EGFR にくっついて離れない。EGFR 変異のある患者では、白金 2 製剤との対決で勝利をおさめた。スッポン的選手なだけに効果は高いが、副作用も強く、リリーフから抜け出せない。**下痢や皮膚障害などの副作用がほとんどの患者で発現するため、減量することが多い。**下痢になったら 2 時間ごとに止痢剤が必要。服用開始から清潔・保湿・刺激回避で皮膚障害を予防。高脂肪食と同時服用で吸収が半分に。制酸薬による吸収低下は少ない。

DATA

催吐性リスク▶**軽度**
適応のがん種▶**EGFR 変異陽性の進行再発非小細胞肺がん**
主な副作用▶**下痢、口内炎、皮膚障害**
代謝経路▶**肝臓**
主なレジメン▶**アファチニブ単剤**

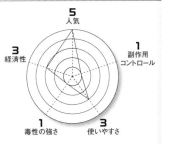

チャートでキャッチ！この製剤のクセ

5 人気
1 副作用コントロール
3 使いやすさ
1 毒性の強さ
3 経済性

ファン（患者さん）からの Q & A

Q 分子標的薬でも下痢になるの？

A 分子標的薬でも、下痢になることはある。アファチニブは特に下痢になりやすいため、下痢止めが一緒に処方される。服用中に水のような下痢が 1 日に 7 回以上出た場合は、ためらわずに下痢止めを飲んで、アファチニブを休薬しよう。

（築山郁人）

経口薬

スレたバッターも制圧する制球力（変異にもはたらく）。

年俸 **【錠剤】** 40mg 10,807、80mg ¥20,719

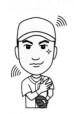

第3世代のEGFR-TKI。EGFR変異のある非小細胞肺がんがさらに変化してゲフィチニブやエルロチニブが効かなくなったT790M変異にも有効。**はじめはゲフィチニブ、エルロチニブのリリーフだったが、今や先発の座を奪って第一線で活躍している。**皮膚障害や粘膜炎などの副作用が少ない。食事や胃酸抑制薬の影響が少ないので、同じ時間に服用すればよい。ただし、**セントジョーンズワートを含有するサプリメントは避ける。**QT延長があるので、動悸やめまい、ふらつきなどを感じたら連絡を促す。骨髄抑制もあるので感染予防を促す。

DATA

催吐性リスク▶**最小度**
適応のがん種▶**EGFR遺伝子変異陽性の手術不能または再発非小細胞肺がん**
主な副作用▶**ざ瘡様皮疹、爪囲炎、下痢、間質性肺炎**
代謝経路▶**肝臓**
主なレジメン▶**オシメルチニブ単剤**

チャートでキャッチ！この製剤のクセ

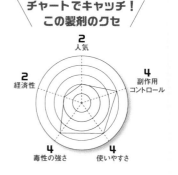

人気 2
副作用コントロール 4
経済性 2
毒性の強さ 4
使いやすさ 4

ファン（患者さん）からのQ＆A

Q がんは変異するの？　変異って何？
A ヒトが進化してきたのと同じように、がん細胞も変異して生き延びようとする。増殖の速いがん細胞は、変異する機会も多い。もともとEGFRに変異のあるがん細胞が、さらに変異して、抗がん薬や分子標的薬の効きが弱くなる。オシメルチニブは、変異したタイプにも効果があるとされている。

（築山郁人）

遅咲きの第2世代。耐性変異の切り札。

年俸【錠剤】15mg ¥3,784、45mg ¥10,819

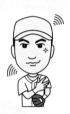

　アファチニブの兄弟で第2世代のEGFR-TKIだが、1**軍入りは2019年と遅咲きの抑えの切り札**。EGFR遺伝子変異の大半を占めるExon19の欠失変異およびExson21 L858R変異に対し、元祖ゲフィチニブとの直接対決で勝利をおさめている。下痢、爪囲炎、皮膚障害、口内炎などの皮膚・粘膜障害が80%以上と大多数に発現。また、**肝機能障害や間質性肺炎もあり、副作用マネジメントには多職種でのアプローチが必要**。1日1回毎日服用するが、高脂肪食後は吸収が増加するため避けることが望ましい。相互作用もあるため、併用薬については薬剤師に相談を。

8　チームローモレ：低分子化合物

DATA
催吐性リスク▶軽度
適応のがん種▶EGFR遺伝子変異陽性の手術不能または再発非小細胞肺がん
主な副作用▶下痢、爪囲炎、口内炎、ざ瘡様皮疹、食欲減退、結膜炎など
代謝経路▶肝臓
主なレジメン▶ダコミチニブ単剤

チャートでキャッチ！この製剤のクセ

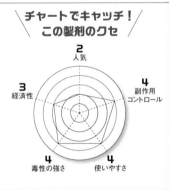

人気 2
副作用コントロール 4
経済性 3
毒性の強さ 4
使いやすさ 4

ファン(患者さん)からのQ&A
Q　食事の影響があるの？

A　ダコミチニブは、脂質の多い食事のあとに服用すると吸収が増加し、副作用が出やすくなる。1日1回の服用でよいので、脂質の少ない食事後など、無理なく服用しやすい一定の時間に、医師の指示どおりに服用しよう。

(築山郁人)

経口薬

日本で発見された EML4-ALK 遺伝子を標的とする分子標的薬。登板回数は少ないが、効果は絶大。

年俸【カプセル】200mg ¥9,883、250mg ¥12,147

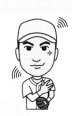

　肺がんのなかでもまれな、EML4-ALK 陽性に有効な初代 ALK 阻害薬。日本で発見された EML4-ALK 融合遺伝子の陽性例は非小細胞肺がんの約 5% とわずかだが、奏効率 94% と驚異の防御率を示す。EML4-ALK と EGFR 変異は共存しないため、適応患者は明確に分かれる。**主な副作用は、霧視や複視、視野欠損、視力低下などの視力障害が 62% の患者で発現し**、そのほか、悪心や下痢、便秘、浮腫など。間質性肺炎、肝不全で死亡例がある。**最近、第 2 世代のアレクチニブに先発の座を奪われ気味。**

DATA
催吐性リスク▶中等度
適応のがん種▶ ALK 融合遺伝子陽性の進行再発非小細胞肺がん、ROS1 融合遺伝子陽性の進行再発非小細胞肺がん
主な副作用▶視力障害、悪心、下痢、便秘、浮腫
代謝経路▶肝臓
主なレジメン▶クリゾチニブ単剤

チャートでキャッチ！この製剤のクセ

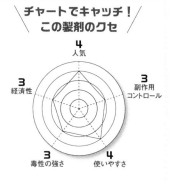

人気 4
副作用コントロール 3
使いやすさ 4
毒性の強さ 3
経済性 3

ファン(患者さん)からの Q & A

Q　視覚異常ってどんな症状があるの？

A　クリゾチニブは、他剤と違い、目の副作用が報告されている。具体的には、物が 2 重に見えたり、かすんで見えたり、暗いところで灯りがボヤーッと広がって見えたり虹色にみえたり、光がないのにチカチカしたりすることがある。

（築山郁人）

クリゾチニブの二代目 ALK 阻害薬。防御率が高く、人柄も優しい（副作用も少ない）。

年俸 **【カプセル】** 150mg ¥6,737

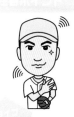

　　クリゾチニブの二代目 ALK-TKI。クリゾチニブとの真剣勝負で圧勝。**クリゾチニブよりも副作用が少なく、使いやすさも上回り、先発投手としての出番が増えている。** パフォーマンスステータス（ECOG-PS）2〜4 と全身状態の低下した症例にも比較的安全に使用できる。クリゾチニブと比較して視力障害は少ないが、**便秘や発疹、味覚異常、筋肉痛などは結構起こるため要注意。** 1 日 2 回毎日服用するが、食後服用では吸収が増加する。骨髄抑制も若干起こるので注意が必要。

DATA
催吐性リスク▶軽度
適応のがん種▶ ALK 融合遺伝子陽性の切除不能な進行・再発の非小細胞肺がん、再発または難治性の ALK 融合遺伝子陽性の未分化大細胞リンパ腫
主な副作用▶便秘、発疹、味覚異常、筋肉痛
代謝経路▶肝臓
主なレジメン▶アレクチニブ単剤

チャートでキャッチ！ この製剤のクセ

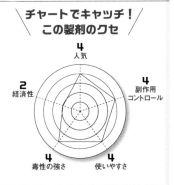

人気 4
副作用コントロール 4
経済性 2
毒性の強さ 4
使いやすさ 4

ファン（患者さん）からの Q & A
Q　分子標的薬でも白血球が減ることがあるの？

A　分子標的薬はがん細胞の増殖シグナルや生存シグナルを止める作用があるが、この働きが白血球などの骨髄細胞にも影響することがある。殺細胞性抗がん薬よりは頻度も低く、重篤になることも少ない。ただし、アレクチニブのように骨髄抑制のある薬を服用する場合は、分子標的薬でも感染予防が必須。

（築山郁人）

クリゾチニブの二代目 ALK 阻害薬。アレクチニブと兄弟分。

年俸【錠剤】150mg ¥6,414

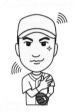

　アレクチニブと兄弟分で、先代のクリゾチニブとの直接対決は避けている。**クリゾチニブと比較して視力障害は少なく、アレクチニブと比較して味覚異常は少なく、便秘よりも下痢が高頻度で起こる**。肝障害を生じやすく、QT 延長もあるため登板（投与開始）前より心電図、電解質、肝機能のチェックが必要。1 日 1 回食後に毎日服用するが、空腹時に服用すると吸収が半分に落ちるため、食欲低下時は要注意。相互作用も起こりやすいので、併用薬は薬剤師に相談を。

DATA

催吐性リスク▶ 中等度
適応のがん種▶ ALK 融合遺伝子陽性の切除不能な進行・再発の非小細胞肺がん
主な副作用▶ 肝障害、下痢、悪心、腹痛、食思不振
代謝経路▶ 肝臓
主なレジメン▶ セリチニブ単剤

チャートでキャッチ！この製剤のクセ

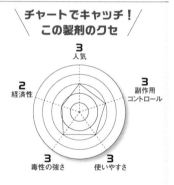

人気 3
副作用コントロール 3
使いやすさ 3
毒性の強さ 3
経済性 2

ファン（患者さん）からの Q & A

Q 分子標的薬でも肝障害が起こるの？

A 分子標的薬による肝障害のメカニズムは明らかになっていないが、免疫が関与する場合やミトコンドリアの機能障害、代謝能力の違いなどが考えられている。自覚症状は、皮膚や白目が黄色くなる黄疸が出る前に、食欲不振やだるさ、吐き気などが出る場合もあるので、そのときは医療者に要相談。

（築山郁人）

経口薬

三代目ALK阻害薬。EML4-ALK阻害薬のニューカマー。抑えの切り札。

年俸【錠剤】25mg ¥7,350、100mg ¥26,442

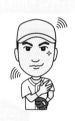

三代目 ALK 阻害薬。ROS-1 も抑える。EML4-ALK 融合遺伝子がさらに変異してクリゾチニブやアレクチニブが効かなくなった場合にリリーフとして活躍。先発での出番はまだない。脳に移行し、脳転移にも効く。**高コレステロール血症や高トリグリセリド血症などの脂質異常症を約8割で起こす特異な体質**。浮腫や膵炎も起こす。特に、記憶障害や言語障害などの中枢神経系障害には要注意。QT 延長もあるため登板前より定期的に心電図、電解質のチェックが必要。食事の影響はないが、薬物代謝酵素を誘導するため相互作用が多い。

DATA

催吐性リスク▶最小度
適応のがん種▶ ALK チロシンキナーゼ阻害薬に抵抗性または不耐容の ALK 融合遺伝子陽性の切除不能な進行・再発の非小細胞肺がん
主な副作用▶肝障害、下痢、悪心、腹痛、食思不振
代謝経路▶肝臓
主なレジメン▶ロルラチニブ単剤

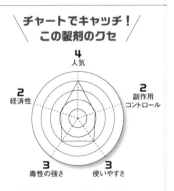

チャートでキャッチ！
この製剤のクセ

人気 4
副作用コントロール 2
使いやすさ 3
毒性の強さ 3
経済性 2

ファン(患者さん)からのQ & A

Q EML4-ALK 遺伝子って何？

A 細胞膜に存在して増殖シグナルを伝達する受容体型チロシンキナーゼの ALK 遺伝子と微小管会合タンパク EML4 遺伝子が融合した（くっついた）もの。EML4-ALK 遺伝子から作られる EML4-ALK 融合タンパクは、細胞の外から増殖シグナルを伝える分子（リガンド）がくっつかなくても二量体化して増殖シグナルを発生する。このため、異常増殖してがんとなる。

（築山郁人）

8 チームローモレ：低分子化合物

新型 ALK 阻害薬。ALK だけでなく、ROS1 や EGFR も阻害する。さまざまな球種を使いこなす新手の新人。

年俸 **【錠剤】** 30mg ¥4201、90mg ¥11,598

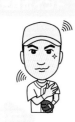

新型 ALK 阻害薬。ALK だけでなく、ROS1 や EGFR に対しても阻害作用を示す。今はリリーフとして力を蓄えている。**飲みかたが特殊で、最初の 1 週間は 90mg、そのあと 180mg へ増量**する。1 日 1 回服用するが、食事の影響はない。副作用も特殊で、CK 増加が 75%、下痢が 40% で起こり、悪心やリパーゼ上昇、AST 上昇が約 20〜30% に起こる。**間質性肺炎にも要注意**。肝代謝であるが腎障害でも蓄積するため、減量が必要となる場合がある。相互作用もあり、併用薬は薬剤師に相談を。

DATA

催吐性リスク▶軽度
適応のがん種▶ ALK 融合遺伝子陽性の切除不能な進行・再発の非小細胞肺がん
主な副作用▶ CK 増加、下痢、高血圧、悪心、膵酵素増加、肝障害、口内炎
代謝経路▶肝臓
主なレジメン▶ブリグチニブ単剤

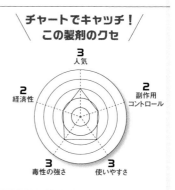

チャートでキャッチ！この製剤のクセ

- 人気 3
- 副作用コントロール 2
- 使いやすさ 3
- 毒性の強さ 3
- 経済性 2

ファン（患者さん）からの Q & A

Q CK が増加するとどうなるの？

A CK はクレアチニンキナーゼといって、筋肉が収縮したり弛緩したりするために必要なエネルギーを、筋肉が利用しやすい形に変換する酵素。手足や心臓などの全身の筋肉に多く含まれ、筋肉が壊れると血液中に漏れ出して血液検査で高くなる。筋肉の痛みやだるさを感じたら、医療者に相談を。

（築山郁人）

内服できる HER2 阻害薬。HER2 陽性乳がんの隠し球。

略号 LAP　　年俸【錠剤】250mg ¥1,698

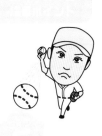

　HER2 陽性乳がんで、タキサン系、アントラサイクリン系抗がん薬およびトラスツズマブによる治療歴のある患者に対しカペシタビンとの併用で有効。また、閉経後ホルモン陽性の患者に対しレトロゾールとの併用で有効。トラスツズマブは細胞膜表面の HER2 受容体だけに結合するが、ラパチニブは細胞の中に入って内側から HER2 にも EGFR にも結合し、増殖信号をブロックする。主な副作用は下痢と皮膚障害。**食後に服用すると吸収が 3～4 倍増加するため、食事の前後 1 時間を避けて 1 日 1 回一定時間に服用。PPI と併用すると吸収が 15% 低下するため併用注意。服用中はグレープフルーツ（ジュース）**を摂取しない。

DATA
催吐性リスク▶**軽度**
適応のがん種▶ HER2 **過剰発現のある進行再発乳がん**
主な副作用▶**下痢、皮膚障害、心障害**
代謝経路▶**肝臓**
主なレジメン▶ Cape + LAP、LAP + LET

チャートでキャッチ！ この製剤のクセ

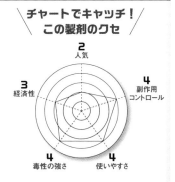

2 人気
4 副作用コントロール
3 経済性
4 毒性の強さ
4 使いやすさ

ファン（患者さん）からの Q & A

Q　分子標的薬でも心障害が起こるの？

A　HER2 は心筋細胞にも発現しており、HER2 のシグナルをブロックすることにより、心臓から血液を送り出すためのポンプ機能が弱まり、心障害を起こす。

（築山郁人）

CML 治療の革命児。大ブームとなった薬剤だが、最近は若手に出番を奪われている。今はベテランの味を出しながら活躍している

年俸【錠剤】100mg ¥2,091

BCR-ABL チロシンキナーゼに結合して増殖サインを阻止する初代（第 1 世代）。骨髄移植に頼っていた慢性骨髄性白血病（CML）に革命をもたらした。成人急性リンパ性白血病に適応があり、c-Kit も阻害するため、消化管間質腫瘍（GIST）にも使用可。**TDM（薬物治療管理）が保険適用されており、治療抵抗性 CML では血中濃度を目安に投与量を調節（目標 1,000ng/mL）**。副作用は、消化器症状や体液貯留、筋肉痛などの頻度が高いが、多くは対症療法で継続可。高脂肪食後に服用すると吸収が 7% 低下。グレープフルーツ（ジュース）を避ける。

DATA
催吐性リスク▶**中等度**
適応のがん種▶**慢性骨髄性白血病（CML）、KIT（CD117）陽性消化管間質腫瘍、フィラデルフィア染色体陽性急性リンパ性白血病、FIP1L1-PDGFR α陽性の好酸球増多症候群、慢性好酸球性白血病**
主な副作用▶**悪心、下痢、体液貯留、筋肉痛、皮疹**
代謝経路▶**肝臓**
主なレジメン▶**イマチニブ単剤、化学療法と併用**

チャートでキャッチ！ この製剤のクセ

- 人気 **5**
- 副作用コントロール **3**
- 使いやすさ **4**
- 毒性の強さ **3**
- 経済性 **3**

ファン（患者さん）からの Q & A

Q 分子標的薬で浮腫（むくみ）になることがあるの？

A 体の中の水分が血管から細胞の間に流れ出やすくなると、水分がたまりやすくなる。イマチニブでは、朝まぶたがはれたり、足がはれぼったくなったりすることがある。イマチニブを服用中にむくみを感じたり、2kg 以上体重が増えた場合は、医師や薬剤師に要相談。

（築山郁人）

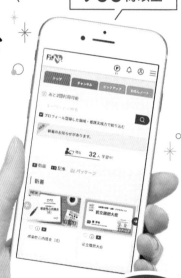
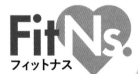

イマチニブの二代目。くっつく力は 30 倍。双子の兄（ダサチニブ）とは性格の異なるエース級ピッチャー。

年俸 **【カプセル】** 50mg ¥1,313、150mg ¥3,656、200mg ¥4,816

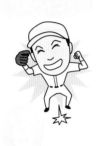

二代目の BCR-ABL 阻害薬。初代イマチニブよりも 30 倍強く、BCR-ABL キナーゼが変異してイマチニブが効かなくなった CML にも効果あり。**今は 2 番手だが、海外では 1 番手なので、今後日本でも 1 番手に浮上する可能性も。**下痢も悪心もイマチニブより少ないが、頭痛は 2 割、膵炎、糖尿病、心筋梗塞・狭心症も起こり得る。**食後に服用すると吸収が増加（普通食後 1.3 倍、高脂肪食後 2 倍）するため、空腹時に服用（1 日 2 回）。**相互作用が多く、グレープフルーツ（ジュース）は控えたほうがよい。

8 チームローモレ：低分子化合物

DATA
催吐性リスク ▶ **軽度**
適応のがん種 ▶ **慢性骨髄性白血病**
主な副作用 ▶ **頭痛、膵炎、高血糖、心筋梗塞、狭心症**
代謝経路 ▶ **肝臓**
主なレジメン ▶ **ニロチニブ単剤**

チャートでキャッチ！
この製剤のクセ

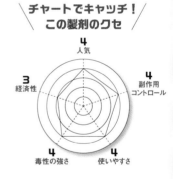

人気 4
副作用コントロール 4
使いやすさ 4
毒性の強さ 4
経済性 3

ファン（患者さん）からの Q & A

Q 分子標的薬で高血糖になるの？

A インスリンが血液中の糖分を筋肉や脂肪に分配するが、その途中をニロチニブが抑えてしまうため、高血糖になることがある。血糖が高くなると、のどが渇いて水分を多量に飲んだり、尿が多く出たり、頭がぼーっとしたりすることも。

（築山郁人）

経口薬

ニロチニブの双子の兄。弟（ニロチニブ）と性格が異なるマルチプレーヤー。

年俸【錠剤】20mg ¥4,048、50mg ¥9,511

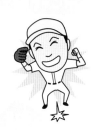

　二代目の BCR-ABL 阻害薬。BCR-ABL だけでなく SRC ファミリーキナーゼ（SRC、LCK、YES、FYN）、c-KIT、EPHA2 受容体、PDGF β 受容体を阻害するため、イマチニブより早く効いて深い効果を示す。イマチニブの二代目だが、CML 治療の一番手での使用が増えている。ニロチニブと同時期に承認されたが、副作用が異なり、出血、胸水・心嚢水貯留などがある。フィラデルフィア染色体陽性の白血病に対して、化学療法と併用することも。食事の影響は少ないので一定時刻に服用（1 日 1〜2 回）。**胃酸抑制薬との併用で吸収が半分以下に低下**するため、併用を避ける。グレープフルーツ（ジュース）も避ける。

DATA
催吐性リスク▶軽度
適応のがん種▶**慢性骨髄性白血病、再発または難治性フィラデルフィア染色体陽性急性リンパ性白血病**
主な副作用▶**出血、胸水、心嚢水貯留**
代謝経路▶**肝臓**
主なレジメン▶**ダサチニブ単剤**

チャートでキャッチ！
この製剤のクセ

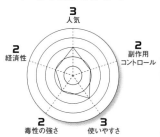

人気

2 経済性

2 副作用コントロール

2 毒性の強さ

3 使いやすさ

ファン（患者さん）からの Q & A

Q　分子標的薬でも血小板が減ることがあるの？

A　ダサチニブでは、約 3 割の人で血小板が少なくなる。血小板が減ると、出血したときに止まりにくくなるため、気づかないうちに膝や肘に内出血したり、鼻血が止まりにくかったりする場合は、早めに医療者に相談を。

（築山郁人）

イマチニブが効かなくなった GIST にも効果が期待できる、腎細胞がんの救世主。

年俸【**カプセル**】12.5mg ¥7,558

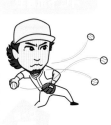

PDGFR-α・β、VEGFR-1〜3、KIT、FLT3、CSF-1R、RET を阻害し、増殖信号、生存信号、血管新生を阻害。**腎細胞がんの１次治療で使用され、イマチニブが効かなくなった GIST にも効果が期待でき、膵神経内分泌腫瘍にも使用できる。**皮膚障害や口内炎、味覚異常、下痢、高血圧が出やすい。**半減期が 50 時間と長く代謝物にも活性があるため、スタミナがある反面、副作用回復までに時間がかかる。**食事による吸収への影響はなく、１日１回一定時間に服用。腎細胞がんおよび消化管間質腫瘍では４週服用し２週休薬。グレープフルーツ（ジュース）を避ける。スキンケア、口腔ケア、感染予防および血圧測定を促す。

8 チームローモレ：低分子化合物

DATA

催吐性リスク▶**軽度**

適応のがん種▶**イマチニブ抵抗性の消化管間質腫瘍（GIST）、根治切除不能または転移性の腎細胞がん、膵神経内分泌腫瘍**

主な副作用▶**皮膚障害、口内炎、味覚異常、下痢、高血圧**

代謝経路▶**肝臓**

主なレジメン▶**スニチニブ単剤**

チャートでキャッチ！この製剤のクセ

（レーダーチャート）
人気 4
副作用コントロール 2
使いやすさ 3
毒性の強さ 3
経済性 2

ファン（患者さん）からの Q & A

Q 分子標的薬でも味覚がおかしくなることがあるの？

A スニチニブでは約 38％ に味覚異常が起こる。メカニズムはまだよくわかっていないが、舌の味蕾にある味を感じる細胞が抗がん薬によりダメージを受けたり、味細胞の再生に必要な亜鉛が不足したりすることが考えられる。味蕾細胞の再生には２週間程度を要するとされているので、多くの場合、原因の薬が終了して数週間すると味覚も落ち着いてくるようである。

（築山郁人）

さまざまな球種を駆使してリリーフとしての抑えはまずまず。増やせばまた効く、スタミナタイプ。

年 俸 【錠剤】200mg ¥4,764

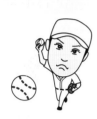

多くのターゲットを阻害することにより増殖信号、生存信号を遮断し、血管新生も阻害する。主に腎がんの2次治療で威力を発揮する。一度効かなくなったようにみえても、増量すればまた効果が出ることがあり、スタミナのある分子標的薬。**一度にたくさんの標的をブロックするため副作用も多い。**主な副作用は、手足症候群や下痢、口内炎、高血圧。高脂肪食後は吸収が3割減るので、高脂肪食の前1時間と後2時間は避け（1日2回服用）、**普段の生活リズムに合わせて服用時間を決めておく。**

DATA
催吐性リスク▶最小度
適応のがん種▶**根治切除不能または転移性の腎細胞がん、切除不能な肝細胞がん、根治切除不能な甲状腺がん**
主な副作用▶**手足症候群、下痢、口内炎、高血圧**
代謝経路▶**肝臓**
主なレジメン▶**ソラフェニブ単剤**

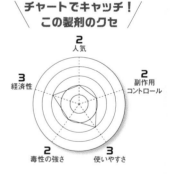

チャートでキャッチ！
この製剤のクセ

- 人気 2
- 副作用コントロール 2
- 経済性 3
- 毒性の強さ 2
- 使いやすさ 3

ファン（患者さん）からのQ & A

Q 分子標的薬で高血圧になるの？

A ソラフェニブは、30〜50%の人に高血圧が起こる。飲み始めて早期（6週間以内）から血圧が上がりやすくなるので、自宅でも血圧を測って記録するとよい。降圧薬を追加して調節しても血圧が高くなる場合には、休薬することがある。

（築山郁人）

多受容体を阻害するマルチプレーヤー。スタミナもあるが毒性も強い。

年俸【錠剤】40mg ¥5,683

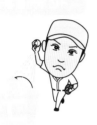

VEGFR1〜3、TIE2、PDGFR、FGFR、KIT、RET、RAF-1、BRAFを阻害することにより、増殖信号、生存信号、血管新生を阻害する。変異型KITも阻害するため、既治療の消化管間質腫瘍に効果が期待できる。ソラフェニブの弟分として開発されたが、たくさんの標的分子を阻害すると同時に代謝物にも活性があり、スタミナがある反面、副作用も出やすい。**用量設定が難しく、市販後調査で160mgを継続できたのはわずか2〜3割で、多くの場合で120mg、80mgに減量されていた。**主な副作用は、手足症候群や高血圧、倦怠感、嗄声、肝機能障害。1日1回3週間服用し、1週間休薬。**食後に服用するが、高脂肪食後に服用すると吸収が増加するため、服用前は高脂肪食を避ける。**

DATA
催吐性リスク▶軽度
適応のがん種▶進行・再発の結腸・直腸がん（3rd line 以降）、がん化学療法後に増悪した消化管間質腫瘍、がん化学療法後に増悪した切除不能な肝細胞がん
主な副作用▶**手足症候群、高血圧、倦怠感、嗄声、肝機能障害**
代謝経路▶肝臓
主なレジメン▶レゴラフェニブ単剤

チャートでキャッチ！この製剤のクセ

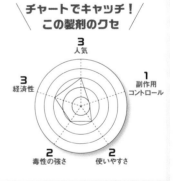

人気 3
副作用コントロール 1
使いやすさ 2
毒性の強さ 2
経済性 3

ファン（患者さん）からのQ＆A

Q 分子標的薬の皮膚障害ってひどいの？ 痛い？

A レゴラフェニブはさまざまな標的を抑えるマルチな分子標的薬だが、50％の人に皮膚障害が生じている。痛みや水疱が出たら休薬や減量が必要となり、休薬すれば回復していくが、ひどくなってからでは回復にも時間がかかってしまう。症状がある場合には、無理せず医療スタッフに相談のこと。

（築山郁人）

経口薬

弱肉強食の時代を生き抜くタフなスタミナを持つ選手。肉腫ではリリーフ投手だったが、効果予測因子の発見で勝利パターンを確立。

年俸【錠剤】200mg ¥4,219

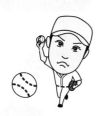

希少がんの悪性軟部肉腫に使える貴重な存在。腎細胞がんにも適応を持つ。血管新生をはじめ、血小板増殖因子、c-KIT も阻害して、増殖信号、生存信号を遮断する。肉腫では**リリーフ投手だが、最近、効果予測因子が発見され、勝利パターンを確立している**。主な副作用は、下痢や疲労、悪心、高血圧で、水分補給や血圧管理が欠かせない。1 日 1 回服用するが、食後は吸収が 2 倍になるので、食事の前 1 時間と後 2 時間は避ける。

DATA

催吐性リスク▶軽度
適応のがん種▶悪性軟部腫瘍、根治切除不能または転移性の腎細胞癌がん
主な副作用▶下痢、疲労、悪心、高血圧、食欲減退、体重減少
代謝経路▶肝臓
主なレジメン▶パゾパニブ単剤

チャートでキャッチ！ この製剤のクセ

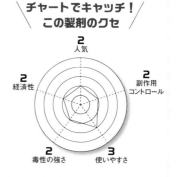

人気 2
副作用コントロール 2
経済性 2
毒性の強さ 2
使いやすさ 3

ファン（患者さん）からのQ＆A

Q 肉腫には抗がん薬は効きにくいの？

A 希少がんなので治療法の開発が難しく、抗がん薬が効きにくいともいえる。そのなかでもパゾパニブは、キードラッグであるドキソルビシンによる化学療法後の患者に投与してまずまずの成績をあげており、今後ますますの活躍が期待される。

（築山郁人）

希少な甲状腺がん、胸腺がんで活躍する分子標的薬。肝細胞がんではソラフェニブをしのぎ先発投手となった。

年俸 【カプセル】4mg ¥4,030、10mg ¥9,527

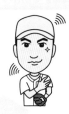

希少がんである甲状腺がんに適応を持つ分子標的薬。最近、肝細胞がんに対しソラフェニブと勝負して勝利を治めた。VEGFR 1〜3 だけでなく、肝細胞がんの悪性化にかかわる FGFR 1〜4 を阻害。強靭なパワーに伴って高血圧や鼻出血、また皮膚障害や下痢、食欲減退、骨髄抑制を起こすため、自宅での血圧測定やスキンケアが必須。QT 延長や低カルシウム血症、タンパク尿も起こすため、投与開始前より定期的な心エコー、心電図、カルシウム、尿タンパクをチェックする。食事の影響はなく（1日1回）、**中等度の肝機能障害では減量が必要**。

DATA
催吐性リスク▶**中等度**
適応のがん種▶**根治切除不能な甲状腺がん、切除不能な肝細胞がん（4mg のみ）、切除不能な胸腺がん**
主な副作用▶**高血圧、タンパク尿、出血、血小板減少、下痢、食欲減退**
代謝経路▶**肝臓**
主なレジメン▶**レンバチニブ単剤**

チャートでキャッチ！この製剤のクセ

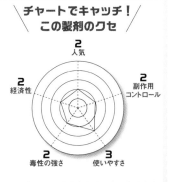

人気 2
副作用コントロール 2
使いやすさ 3
毒性の強さ 2
経済性 2

ファン（患者さん）からの Q & A
Q 分子標的薬でタンパク尿が出ると何がいけないの？
A 血管新生を抑える分子標的薬は、血管に関連する副作用が起こる。腎臓の血管が保てなくなると腎臓のろ過機能が保てなくなり、尿にタンパクが出てきて腎障害につながる可能性がある。尿検査を定期的に行い、チェックが必要。

（築山郁人）

経口薬

"肝腎カボメ" のカボザンチニブ。先代のスニチニブをしのぐ期待のエース。

年俸 **【錠剤】** 20mg ¥8,008、60mg ¥22,333

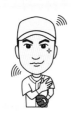

腎細胞がんと肝細胞がんに適応を持つ小分子ターゲット。中リスク以上の腎細胞がんではスニチニブをしのぎ、先発投手としての活躍が期待される。**近年、ニボルマブとのコラボによるパワーアップが期待される。**先代のスニチニブは、主に血管内皮細胞増殖因子受容体2（VEGFR2）を阻害するが、次第に効かなくなり、肝細胞増殖因子受容体（MET）、AXLのシグナルが活性化。カボザンチニブは、AXLやMETも阻害する力がある。**食後では吸収が1.5倍に増えるので、空腹時に服用する（1日1回）。**下痢や皮膚障害、疲労、高血圧、口内炎が頻発するため、下痢止め、スキンケア、ルーチンの血圧測定が必要。

DATA

催吐性リスク▶**中等度**
適応のがん種▶**根治切除不能または転移性の腎細胞がん、がん化学療法後に増悪した切除不能な肝細胞がん**
主な副作用▶**下痢、皮膚障害、疲労、高血圧、口内炎**
代謝経路▶**肝臓**
主なレジメン▶**カボザンチニブ単剤**

チャートでキャッチ！ この製剤のクセ

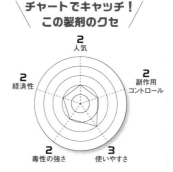

人気 2
経済性 2
副作用コントロール 2
毒性の強さ 2
使いやすさ 3

ファン（患者さん）からのQ&A

Q 分子標的薬で疲労感が出るの？

A 分子標的薬を服用すると、無理な運動をしていなくても副作用で体がだるくなることがある。疲労やだるさが出た場合は、無理をしないで休息をとろう。思うように動けないとストレスに感じることもあるので、心の疲れも癒そう。

（築山郁人）

腎細胞がんの2代目 VEGFR 阻害薬。ソラフェニブに勝るパワー投手。

年俸【錠剤】1mg ¥1,753、5mg ¥7,914

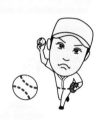

VEGFR1～3を阻害することにより血管新生を阻害する。スニチニブ、ベバシズマブ、テムシロリムス投与後の腎細胞がんの2次治療において、ソラフェニブとの対決で勝利した。主な副作用は、高血圧や疲労、嗄声、甲状腺機能障害で、下痢が約半数でみられる。血圧測定、補水を促す。**投与量の調節に減量法と増量法がある珍しい薬。**食事の影響はわずかなので、1日2回食後に服用。

DATA
催吐性リスク▶軽度
適応のがん種▶**根治切除不能または転移性の腎細胞がん**
主な副作用▶**高血圧、疲労、嗄声、甲状腺機能障害、手足症候群**
代謝経路▶**肝臓**
主なレジメン▶**アキシチニブ単剤、ペムブロリズマブ＋アキシチニブ、アベルマブ＋アキシチニブ**

チャートでキャッチ！この製剤のクセ

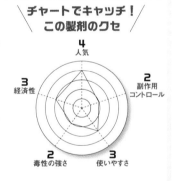

人気 4
副作用コントロール 2
経済性 3
使いやすさ 3
毒性の強さ 2

ファン(患者さん)からのQ&A

Q 薬で声がかすれることがあるの？

A 頻度は高くないが、声のかすれ（嗄声）が生じることがある。アキシチニブでは、27%の人に発声障害が出ているが、多くの場合、休薬すれば症状は治まっていく。声がかすれたり声が出にくいと感じたりしたら、医療者に要相談。

（築山郁人）

経口薬

免疫抑制薬から生まれた抗がん薬。サイトカイン依存性の腫瘍に効く画期的なメカニズム。

略号 EVL　　年俸【錠剤】2.5mg ¥5,469、5mg ¥10,558

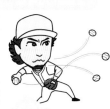

エベロリムスの標的となる mTOR は、細胞の成長、増殖、生存、および血管新生とタンパク質の合成を調節する分子。腎がん、乳がん、神経内分泌腫瘍、結節性硬化症に伴う腎血管脂肪腫に適応を持つ。**免疫抑制作用があり、HBV 再活性化のリスクも高い。口内炎が出やすいため口腔ケアが大切。最初からうがい薬などで予防する作戦もある。**間質性肺炎による死亡例が報告されており、息切れ・空咳・発熱などの症状が出たらすぐ受診するよう伝える。高血糖や糖尿病の副作用もあり、口渇・多飲・多尿などの症状は受診のサイン。1日1回食後または空腹時のいずれか一定の条件で服用する。グレープフルーツ（ジュース）を避け、生ワクチンは併用禁忌。

DATA

催吐性リスク▶**軽度**

適応のがん種▶**治癒切除不能・転移性の腎細胞がん、神経内分泌腫瘍、進行再発乳がん、結節性硬化症に伴う腎血管筋脂肪腫、結節性硬化症に伴う上衣下巨細胞性星細胞腫**

主な副作用▶**口内炎、発疹、疲労、間質性肺炎、食欲減退、下痢、味覚異常、感染症**

代謝経路▶**肝臓**

主なレジメン▶**エベロリムス単剤、EVL ＋ EXE（乳がん）**

チャートでキャッチ！この製剤のクセ

- 人気 3
- 経済性 2
- 副作用コントロール 2
- 毒性の強さ 3
- 使いやすさ 4

ファン（患者さん）からの Q & A

Q 分子標的薬でも口内炎になることがあるの？

A エベロリムスでは、40〜70% の人に口内炎が発生しており、その多くは服用開始から 1 カ月以内に発生している。口内炎には確立した治療方法がないため、口内炎になる前からの口腔ケアが必要。

（築山郁人）

免疫抑制薬から生まれた抗がん薬。抗腫瘍活性もあるが、免疫も抑えるため要注意。

略号 TEM　年俸【注射】25mg ¥139,245

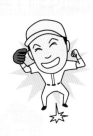

　シロリムスの誘導体として開発されたが抗腫瘍活性が確認され、腎細胞がんに適応となった。免疫抑制作用があり、HBV再活性化のリスクも高い。発疹、口内炎が出やすく、スキンケア、口腔ケアが必須。**間質性肺炎も比較的起こりやすいため、息切れ・空咳・発熱などの症状が出たらすぐ受診。**高脂血症や高血糖の副作用もあり、口渇・多飲・多尿などの症状が出たら受診を促す。貧血、血小板減少、白血球減少などの骨髄抑制もあり、免疫抑制作用もあるため感染予防を促す。インフュージョンリアクションにも注意が必要。**グレープフルーツ（ジュース）を避け、生ワクチンは併用禁忌。**

DATA
催吐性リスク▶軽度
適応のがん種▶治癒切除不能・転移性の腎細胞がん
主な副作用▶発疹、口内炎、間質性肺炎、高血糖、高脂血症、感染症
代謝経路▶肝臓
主なレジメン▶テムシロリムス単剤

チャートでキャッチ！この製剤のクセ

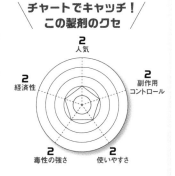

人気 2
経済性 2
副作用コントロール 2
毒性の強さ 2
使いやすさ 2

ファン（患者さん）からのQ＆A

Q　分子標的薬でも感染症になることがあるの？

A　テムシロリムスは、エベロリムスと同じ標的mTORを阻害することで腫瘍の増殖信号を抑えるが、IL-2によるT細胞増殖の信号もブロックして免疫の働きも抑える。免疫の働きが抑えられると感染しやすくなるため、感染予防を継続する。

（築山郁人）

注射薬

サリドマイドとともに骨髄腫治療の革命児。投球フォーム（投与経路）を変えることにより、故障（副作用）も減少した。

略号　BOR
年俸【**注射**】3mg ¥134,923

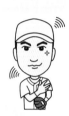

　多発性骨髄腫の治療は、近年生存率が飛躍的に向上した領域。そのなかでボルテゾミブは移植適応患者、非適応患者においても1次治療で使用できる。主な副作用は、血球減少、末梢神経障害、間質性肺炎、心障害。このなかで**末梢神経障害は蓄積毒性であり、皮下注のほうが静注に比較して頻度が低いので、最近では皮下注が多い。また、約2～3割の症例で帯状疱疹を発症するため、アシクロビル少量投与による予防が推奨される。**

DATA
催吐性リスク▶**最小度**
血管外漏出による皮膚障害のリスク▶**炎症性**
適応のがん種▶**多発性骨髄腫、マントル細胞リンパ腫**
主な副作用▶**血球減少、末梢神経障害、間質性肺炎、心障害**
代謝経路▶**肝臓**
主なレジメン▶MPB、Bd、VRd

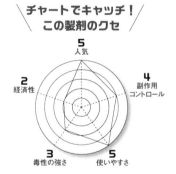

チャートでキャッチ！
この製剤のクセ

人気 5
副作用コントロール 4
使いやすさ 5
毒性の強さ 3
経済性 2

ファン（患者さん）からのQ&A
Q　分子標的薬でも神経障害が起こることがあるの？
A　ボルテゾミブは、しくみは不明だが、20～40%の人に神経障害が発生している。しびれや、しびれによる痛みを感じた場合は、医療者に要相談。鎮痛薬などの追加や、減量・休薬などで症状をコントロールしていく。

（築山郁人）

多発性骨髄腫治療の大型新人。次世代のエース候補。

年俸【注射】10mg ¥24,426、40mg ¥87,852

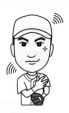

プロテアソームにくっついて離れず、阻害する。骨髄腫の世界ではボルテゾミブなどが活躍しているが、ボルテゾミブと同様の作用機序で 2016 年に使用可能となった。これまで先発登板（1 次治療での適応）はないが、効果が高く、海外では 1 次治療に用いられている。日本では次世代のエース候補。**ボルテゾミブと比較して末梢神経障害は少ないが、心血管障害を起こすことが報告されており、注意が必要。**

DATA
催吐性リスク ▶ **最小度**
血管外漏出による皮膚障害のリスク ▶ **炎症性**
適応のがん種 ▶ **再発または難治性の多発性骨髄腫**
主な副作用 ▶ **骨髄抑制、疲労、下痢、末梢神経障害、心血管障害**
代謝経路 ▶ **肝臓**
主なレジメン ▶ KRd

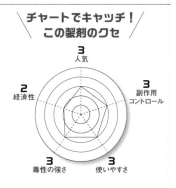

チャートでキャッチ！
この製剤のクセ

人気 3
経済性 2
副作用コントロール 3
毒性の強さ 3
使いやすさ 3

ファン（患者さん）からの Q & A

Q　分子標的薬でも血栓症が起こるの？

A　カルフィルゾミブでは 10％程度で血栓症が起こっているため、リスクのある人には抗血栓薬や抗凝固薬などを併用することがある。また、治療中の急な足の腫れ、胸の痛みや息切れ、四肢の麻痺などに気づいた場合には、すぐ主治医に連絡する。

（築山郁人）

経口薬

多発性骨髄腫の内服薬。QOL 重視の期待のホープ。

年俸 **【カプセル】** 2.3mg ¥98,306、3mg ¥125,640、4mg ¥163,865

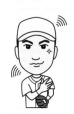

従来のプロテアソーム阻害薬は注射薬ばかりだが、**本剤は内服可能で利便性が高い**。2020 年 3 月に自家造血幹細胞移植後の維持療法が適応追加、さらに 2021 年 5 月には、移植非適応の寛解導入後の維持療法としても承認され、ますます活躍の機会が増えつつある。**週 1 回 3 週服用し 13 日休薬という特殊な服用方法**のため、飲み忘れない工夫が必要。食後は吸収が 3 割落ちるため、空腹時に服用する。悪心や下痢、嘔吐などの消化器症状、神経障害は初代ボルテゾミブよりは少ないながら起こるため、支持療法が重要。

DATA
催吐性リスク▶軽度
適応のがん種▶再発または難治性の多発性骨髄腫、多発性骨髄腫における維持療法
主な副作用▶悪心、下痢、嘔吐、骨髄抑制、感染症、末梢神経障害、疲労
代謝経路▶肝臓
主なレジメン▶ ILd

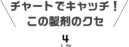

チャートでキャッチ！
この製剤のクセ

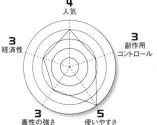

4
人気

3
経済性

3
副作用用
コントロール

3
毒性の強さ

5
使いやすさ

ファン（患者さん）からの Q & A

Q プロテアソームって何？

A 体内のさまざまなタンパク質を分解する酵素のこと。腫瘍の増殖や炎症を促し、腫瘍の自己消滅を止める働きをする物質（NF-kB）があるが、普段は抑えのタンパクがくっついて NF-kB を自由にさせないようにしている。プロテアソームがこの抑えのタンパクを分解すると、NF-kB はフリーになって、腫瘍が自己消滅しなくなり増殖や炎症が悪化する。

（築山郁人）

タフな試合も難なくこなす実力派。トラメチニブとタッグを組めば怖いものなし。

年俸 **【カプセル】** 50mg ¥4,951、75mg ¥7,289

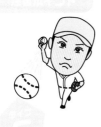

　ニボルマブと並び、悪性黒色腫（メラノーマ）の治療を変えた革命児。メラノーマの30%、肺がんの数%にBRAF変異があり、多くはV600E変異とされる。BRAF阻害薬として開発されたダブラフェニブは、すぐ下流のMEK阻害薬トラメチニブとの併用で、BRAF変異陽性のメラノーマの主力選手となっている。食後服用で3割吸収が落ちるため、空腹時に服用する（1日2回）。副作用として、発熱や悪寒、関節痛、頭痛などインフルエンザ様症状が高頻度で起こり、皮膚障害や悪心、下痢、心障害、肝機能障害もある。**今までにない副作用として二次発がん（有棘細胞がん、メラノーマ）があるので注意。**

DATA

催吐性リスク▶軽度
適応のがん種▶BRAF遺伝子変異を有する悪性黒色腫、BRAF遺伝子変異を有する切除不能な進行・再発の非小細胞肺がん
主な副作用▶発熱、悪寒、皮膚障害、悪心・嘔吐、下痢、頭痛、疲労、筋肉痛
代謝経路▶肝臓
主なレジメン▶ダブラフェニブ＋トラメチニブ（通称、ダブトラ）

チャートでキャッチ！この製剤のクセ

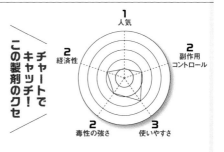

ファン（患者さん）からのQ&A

Q　分子標的薬で発熱することがあるの？

A　ダブラフェニブは単独では15%、トラメチニブとの併用では50%の人に発熱が起こっている。だるさ、悪寒などを感じたら、体温を測定し、熱が高い場合は医療者に要相談。解熱薬などを併用して体温を調節していく。

（築山郁人）

経口薬

希少で極めて予後の悪い進行再発大腸がんの BRAF V600E 変異を ターゲットとする秘密兵器。

年俸【カプセル】50mg ¥3,240、75mg ¥4,770

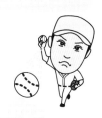

　進行再発大腸がんのわずか5%とされる、希少で極めて予後の悪い BRAF V600E 変異を標的とする秘密兵器。今はリリーフだが、セツキシマブ・ビニメチニブとタッグを組んだ場合の先発投手としての勝率は50%近いと期待されている。1日1回服用するが、食事の影響は少ない。下痢や皮膚障害、悪心を3割程度起こすが、**目の障害が特徴で、網膜障害やブドウ膜炎を起こすことがある**。視力低下や複視などの症状があれば速やかな受診を促し、眼科医と協働して対応する。

DATA
催吐性リスク▶軽度
適応のがん種▶ BRAF 遺伝子変異を有する根治切除不能な悪性黒色腫、がん化学療法後に増悪した BRAF 遺伝子変異を有する治癒切除不能な進行・再発の結腸・直腸がん
主な副作用▶下痢、皮膚障害、悪心、疲労、目の障害
代謝経路▶肝臓
主なレジメン▶エンコラフェニブ＋ビニメチニブ（悪性黒色腫）、エンコラフェニブ＋セツキシマブ±ビニメチニブ（大腸がん）

チャートでキャッチ！ この製剤のクセ

- 人気 5
- 副作用コントロール 2
- 使いやすさ 3
- 毒性の強さ 2
- 経済性 2

ファン(患者さん)からの Q & A

Q 分子標的薬で目の障害が起こるの？

A エンコラフェニブは、網膜障害やブドウ膜炎などの目の異常が25〜40%の人で発現している。エンコラフェニブやビニメチニブの標的と同じものが、目の機能を保つのにもかかわっているため。

（築山郁人）

経口薬

ブラフ（BRAF）ではなく実際に勝利を勝ち取る実力派。ダブラフェニブとのタッグは通称"ダブトラ"。

年俸【錠剤】0.5 mg ¥7,875、2mg ¥29,558

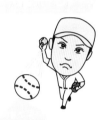

ダブラフェニブの標的 BRAF のすぐ下流を標的とする MEK 阻害薬。**ダブラフェニブとのコンビは強力なバッテリーに。**高脂肪食後は吸収が 1 割程度落ちるため、空腹時に服用（1 日 1 回）。発疹や下痢が高頻度に発現し、疲労や浮腫も出やすい。**ダブラフェニブとの併用では目の異常や高血圧、QT 延長、肝障害もある。**開始前から定期的に血圧、心エコー、心電図、肝機能のチェックが必要。

DATA
催吐性リスク▶**最小度**
適応のがん種▶ BRAF 遺伝子変異を有する悪性黒色腫、BRAF 遺伝子変異を有する切除不能な進行・再発の非小細胞肺がん
主な副作用▶発熱、悪寒、皮膚障害、悪心・嘔吐、下痢、頭痛、疲労、筋肉痛
代謝経路▶肝臓
主なレジメン▶ダブラフェニブ＋トラメチニブ（通称、ダブトラ）

チャートでキャッチ！
この製剤のクセ

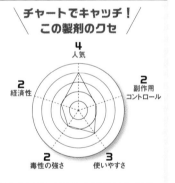

4 人気
2 副作用コントロール
2 経済性
3 使いやすさ
2 毒性の強さ

ファン(患者さん)からの Q & A

Q 冷蔵庫で保管が必要なの？

A 最適な保管方法は薬によって異なり、トラメチニブは、冷蔵庫での保管が必要。温度、湿度、光の環境要因によって薬の安定性は異なる。一般的には、温度と湿度は低いほうが安定で、光に当たるよりも暗所のほうが安定。

（築山郁人）

8 チームローモレ：低分子化合物

エンコラフェニブとのコンビで最強タッグを組む MEK 阻害薬。

年俸【錠剤】15 mg ¥4,926

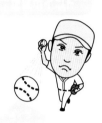

エンコラフェニブ（BRAF 阻害薬）とのコンビで最強のバッテリーとなる MEK 阻害薬。食事の影響を受けない。エンコラフェニブと並んで下痢や悪心、皮膚障害、疲労を 3 割程度起こすが、目の障害も起こす。網膜剥離やブドウ膜炎が起こることがあり、目の異常を感じたら速やかな受診を促し、眼科医とのコラボが重要となる。**エンコラフェニブ＋ビニメチニブ＋セツキシマブは 3 剤とも分子標的薬であり、併用する場合の薬剤費用は 1 カ月約 200 万円と高額。経済性が課題**となる。

DATA
催吐性リスク▶**軽度**
適応のがん種▶**BRAF 遺伝子変異を有する根治切除不能な悪性黒色腫、がん化学療法後に増悪した BRAF 遺伝子変異を有する治癒切除不能な進行・再発の結腸・直腸がん**
主な副作用▶**下痢、悪心、皮膚障害、疲労、目の障害**
代謝経路▶**肝臓**
主なレジメン▶**エンコラフェニブ＋ビニメチニブ（悪性黒色腫）、エンコラフェニブ＋セツキシマブ＋ビニメチニブ（大腸がん）**

チャートでキャッチ！ この製剤のクセ

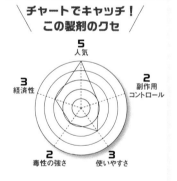

5 人気
3 経済性
2 副作用コントロール
2 毒性の強さ
3 使いやすさ

ファン（患者さん）からの Q & A

Q 経済的にあまり高い治療を受けられないのだけど……。

A 国は保険制度の一環として、高額な治療に対して、高額療養費支給制度を用意している。ただし、保険制度の範囲での診療に対して有効な制度になるため、保険適用外などの場合には使えない。治療を受ける際は、医療費相談窓口や医療ソーシャルワーカーなどに事前に相談しよう。

（築山郁人）

経口薬

世界初の CDK4/6 阻害薬。ホルモン薬との併用で威力を発揮。

年俸【錠剤・カプセル】25mg ¥5,680、125mg ¥22,978

　世界初のサイクリン依存性キナーゼ（CDK）4/6 の阻害薬。細胞周期を稼働する分子を阻害して細胞周期を停止させ、腫瘍の増殖を抑える。ホルモン陽性 HER2 陰性乳がんに対し、レトロゾールやフルベストラントなどのホルモン薬との併用で威力を発揮する。**内服の分子標的薬だが、好中球減少が 80% の人で起こるため要注意。**そのほか、脱毛や悪心、口内炎、疲労も起こしやすい。**脂肪の多い食事のあとは吸収が約 2 割増加する。**

8　チームローモレ：低分子化合物

DATA
催吐性リスク▶軽度
適応のがん種▶ホルモン受容体陽性かつ HER2
陰性の手術不能または再発乳がん
主な副作用▶骨髄抑制、脱毛、悪心、口内炎、
下痢、皮膚障害
代謝経路▶肝臓
主なレジメン▶ホルモン薬との併用

チャートでキャッチ！ この製剤のクセ

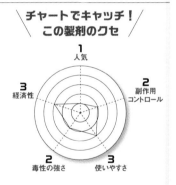

1 人気
2 副作用コントロール
3 経済性
2 毒性の強さ
3 使いやすさ

ファン(患者さん)からの Q & A

Q　分子標的薬でも脱毛が起こるの？

A　パルボシクリブを服用した人の約 30%、同じ作用のアベマシクリブでも約 17% の人に脱毛が生じる。程度は、殺細胞性抗がん薬に比べると軽度だが、約 3% の患者は半分以上の髪の毛が抜けている。

（築山郁人）

経口薬

パルボシクリブと姉妹選手。姉妹であるが毒性が異なる。姉（パルボシクリブ）と同様、ホルモン薬との併用で威力を発揮。

年俸 **【錠剤】** 50mg ¥3,319、100mg ¥6,059、150mg ¥8,617

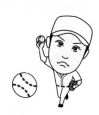

パルボシクリブの妹のCDK4/6阻害薬。ホルモン薬との併用で威力を発揮する。姉のパルボシクリブよりも間質性肺炎が多い。**間質性肺炎による死亡例が報告され、ブルーレターが出されており、早期発見・早期対処が必要。** そのほか、**好中球減少はパルボシクリブより少ないが、下痢を起こしやすい。** グレープフルーツ（ジュース）で飲むと吸収が増加するため避ける。食後では吸収が少し（1割程度）増加する。

DATA
催吐性リスク▶**軽度**
適応のがん種▶**ホルモン受容体陽性かつHER2陰性の手術不能または再発乳がん**
主な副作用▶**皮膚障害、下痢、口内炎、高血圧**
代謝経路▶**肝臓**
主なレジメン▶**ホルモン薬との併用**

チャートでキャッチ！ この製剤のクセ

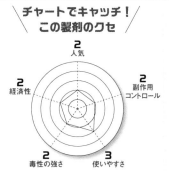

人気 2
副作用コントロール 2
使いやすさ 3
毒性の強さ 2
経済性 2

ファン(患者さん)からのQ & A
Q 分子標的薬をグレープフルーツジュースで飲んではダメ？

A 分子標的薬はグレープフルーツジュースの影響を受けるものが多い。グレープフルーツジュースに含まれる、ほろ苦い成分のフラノクマリンが薬物代謝酵素を阻害するため。通常は、吸収段階で一部代謝されるが、代謝されずに吸収されるぶんだけ体内量が多くなる。

（築山郁人）

BRCA 遺伝子変異陽性の多がん種に使える唯一の PARP 阻害薬。

年俸【錠剤】100mg ¥3,493、150mg ¥5,185

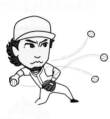

BRCA 遺伝子変異陽性の悪性腫瘍に対し、卵巣がんのみならず乳がん、前立腺がん、膵がんにも広く使える PARP 阻害薬。相手チーム（腫瘍）の抑えの要（遺伝子修復を担う BRCA）が故障した（変異がある）場合、二番手の抑え（遺伝子修復を担う PARP）が仕事をすればなかなか勝てないが、PARP も故障させれば（阻害すれば）、抑えが効かなくなり自滅に追い込める。最近、血管新生阻害薬ベバシズマブとの併用も卵巣がんで承認された。食事の影響はないが、骨髄抑制、悪心・嘔吐、疲労は結構起こる。**BRCA 遺伝子変異がみつかると遺伝性乳がん卵巣がん症候群（HBOC）が判明するため、血縁者の遺伝カウンセリングも課題となる。**

DATA
催吐性リスク▶ **高度**
適応のがん種▶ **BRCA 遺伝子変異陽性の卵巣がん、乳がん、前立腺がん、膵がんなど**
主な副作用▶ **悪心、骨髄抑制、疲労、下痢、味覚異常**
代謝経路▶ **肝臓**
主なレジメン▶ **オラパリブ単剤、オラパリブナ＋ベバシズマブ**

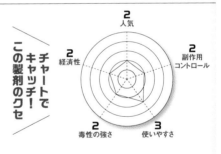

チャートでキャッチ！この製剤のクセ

人気 2 / 副作用コントロール 2 / 使いやすさ 3 / 毒性の強さ 2 / 経済性 2

ファン（患者さん）からの Q & A

Q HBOC って何のこと？

A HBOC は、遺伝性乳がん卵巣がん症候群のこと。BRCA1 か BRCA2 に遺伝性の変異があると乳がんになる確率が、変異がない場合よりも 4〜10 倍高くなる。また、乳がんだけでなく、卵巣がんや前立腺がん、膵がんにもかかりやすくなり、男性でも乳がんになることがある。以前は、治療が効かず難渋したが、オラパリブなどの PARP 阻害薬が登場し、良好な成績をあげている。

（築山郁人）

オラパリブの妹分で、残った遺伝子修復酵素 PARP を阻害して自滅に追い込む。

年俸【カプセル】100mg ¥10,370

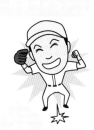

オラパリブの妹分で、遺伝子修復酵素 PARP-1、PARP-2 を阻害することで BRCA 遺伝子変異陽性腫瘍をやっつける。**相同組換修復欠損があれば使用可能。血小板数と体重が多い場合、開始量を増やすという特徴がある。**骨髄抑制が起こりやすいところはオラパリブと同じ。悪心・嘔吐や便秘が起こりやすく、血圧が高めの場合は疲労や頭痛も起こりやすい。服用回数は 1 日 1 回と簡便。

DATA

催吐性リスク▶中等度
適応のがん種▶卵巣がんにおける初回化学療法後の維持療法、白金系抗悪性腫瘍薬感受性の再発卵巣がんにおける維持療法、白金系抗悪性腫瘍薬感受性の相同組換え修復欠損を有する再発卵巣がん
主な副作用▶皮膚障害、下痢、口内炎、高血圧
代謝経路▶肝臓
主なレジメン▶ニラパリブ単剤

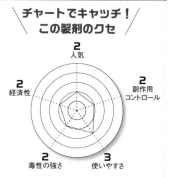

チャートでキャッチ！この製剤のクセ

- 人気 2
- 副作用コントロール 2
- 使いやすさ 3
- 毒性の強さ 2
- 経済性 2

ファン（患者さん）からの Q & A

Q 血小板数によって投与量が違うのはなぜ？

A ニラパリブは骨髄抑制が起こる。特に血小板減少は臨床試験で 60％と多く、休薬や減量を余儀なくされた人が 4 割。そこで、そのあとの臨床試験では、体重と血小板数により開始量を変えて投与され、血小板減少による休薬や減量を少なく抑えることができた。

（築山郁人）

打撃は破壊力があり（奏効率が高い）、守備も堅い（副作用も少ない）万能選手。

年俸【**カプセル**】140mg ¥10,135

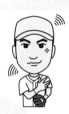

ブルトン型チロシンキナーゼを阻害することにより、B細胞系腫瘍の増殖を抑制する。副作用は、殺細胞性抗がん薬と比べて骨髄抑制が少なく、高齢者にも使いやすい。ただし、**不整脈や肺炎には注意が必要。絶食時には吸収が低下するが、1日1回服用すれば服用タイミングの決まりはない。**他剤とのコンビネーションが試みられ、良好な成績が期待されている。

DATA
催吐性リスク▶**軽度**
適応のがん種▶**慢性リンパ性白血病（小リンパ球性リンパ腫を含む）、再発または難治性のマントル細胞リンパ腫**
主な副作用▶**疲労、筋肉痛、関節痛、下痢、口内炎**
代謝経路▶**肝臓**
主なレジメン▶**イブルチニブ単剤**

チャートでキャッチ！ この製剤のクセ

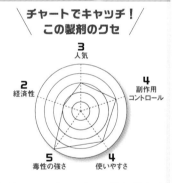

3
人気

4
副作用
コントロール

2
経済性

5
毒性の強さ

4
使いやすさ

ファン(患者さん)からのQ & A

Q ブルトン型チロシンキナーゼって何？

A ブルトン型チロシンキナーゼ（BTK）は、B細胞に存在して増殖や生存、遊走や接着のシグナルに関与する。イブルチニブは、BTKに不可逆的に結合してBTKを阻害することにより、B細胞の増殖や遊走を抑制し、慢性リンパ性白血病（CLL）や難治性マントル細胞リンパ腫に効果を発揮する。

（築山郁人）

経口薬

臓器横断的に活躍の場を獲得したフリーランス。たたき上げのスキルだけを頼りにどのポジションもこなす。

年俸【カプセル】100mg ¥5,311、200mg ¥10,073

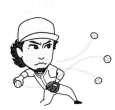

NTRK 融合遺伝子陽性の固形がんに対し、臓器横断的に活躍の場を獲得したフリーランスの選手。ROS1 融合遺伝子陽性の非小細胞肺がんにも強みを持つ。TRK 融合タンパク、ROS1 融合タンパクなどのリン酸化を阻害することにより腫瘍増殖を抑制。**食事の影響はないが、味覚異常やめまい、錯覚などの神経症状および便秘や浮腫が起こりやすい。遺伝子パネル検査での活躍に期待。**

DATA
催吐性リスク▶軽度
適応のがん種▶ NTRK 融合遺伝子陽性の進行・再発の固形がん、ROS1 融合遺伝子陽性の切除不能な進行・再発の非小細胞肺がん
主な副作用▶味覚異常、便秘、めまい、下痢、疲労、浮腫
代謝経路▶肝臓
主なレジメン▶エヌトレクチニブ単剤

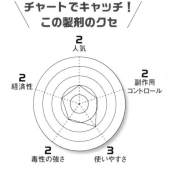
チャートでキャッチ！
この製剤のクセ

人気 2
副作用コントロール 2
経済性 2
使いやすさ 3
毒性の強さ 2

ファン（患者さん）からの Q & A

Q NTRKって何のこと？

A 神経栄養因子受容体チロシンキナーゼ（NTRK）の遺伝子が、ほかの遺伝子（ETV6 や TPM3 など）と転座を起こして、異常な融合遺伝子を形成する（NTRK融合遺伝子）。NTRK 融合遺伝子は大腸がんや肺がんなどで確認されているほか、唾液腺分泌がんや乳腺分泌がんなどの希少がんで高頻度に確認されている。

（築山郁人）

待望のルーキー、FLT3 阻害薬。殺細胞性抗がん薬治療に勝利したツワモノ。

年俸【錠剤】40mg ¥19,769

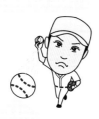

待望の期待の新人、FLT3 阻害薬ギルテリチニブ。従来の殺細胞性抗がん薬治療と勝負して勝利をおさめた。**白血病の原因となる遺伝子変異はこれまでも知られていたが、分子標的薬はなかなか開発されず待ち望まれていた。**ITD 変異および TKD 変異を有する FLT3 に結合し、増殖サインをブロックする。QT 延長が起こる可能性があり（6%）、投与開始前から定期的に心電図をモニターする。食事の影響はほとんどなく、**効果があるぶん、年俸（薬価）も高い。**

DATA
催吐性リスク▶軽度
適応のがん種▶**再発または難治性の FLT3 遺伝子変異陽性の急性骨髄性白血病**
主な副作用▶**肝障害、骨髄抑制、悪心、下痢、QT 延長**
代謝経路▶**肝臓**
主なレジメン▶**ギルテリチニブ単剤**

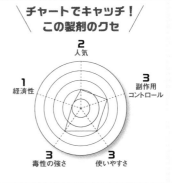

チャートでキャッチ！ この製剤のクセ

2 人気
1 経済性
3 副作用コントロール
3 毒性の強さ
3 使いやすさ

ファン（患者さん）からの Q & A

Q FLT3って何のこと？

A 受容体型チロシンキナーゼの 1 つ。造血前駆細胞の膜表面には FLT3 受容体が存在し、分化・増殖シグナルを細胞の外から内へ伝えている。ギルテリチニブは FLT3 と結合して増殖シグナルを止め、白血病細胞の増殖を抑制する。

（築山郁人）

8 チームローモレ：低分子化合物

経口薬

ギルテリチニブの弟。マニアックで毒が強く、心臓が弱い。

年俸【錠剤】17.7mg ¥20,060、26.5mg ¥27,074

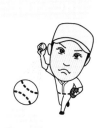

待望の期待の新人、FLT3阻害薬キザルチニブ。ギルテリチニブの弟であるが、兄よりマニアック（FLT3-ITD変異に特異的）で毒性が強い。従来の殺細胞性抗がん薬による併用療法に1人で勝負し、勝利をおさめた逸材。ITD変異を有するFLT3に結合し、増殖サインを抑える。**QT延長がギルテリチニブより起こりやすく（26％）、死亡例があるため、投与開始前から定期的に心電図をモニターする。**食事の影響はほとんどないが、効果があるぶん、年俸（薬価）も高い。

DATA
催吐性リスク▶**中等度**
適応のがん種▶**再発または難治性のFLT3-ITD変異陽性の急性骨髄性白血病**
主な副作用▶**QT延長（26.3％）、骨髄抑制、悪心・嘔吐、下痢**
代謝経路▶**肝臓**
主なレジメン▶**キザルチニブ単剤**

チャートでキャッチ！この製剤のクセ

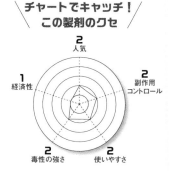

ファン（患者さん）からのQ & A

Q QT延長ってどんな状態？

A QT延長は心臓の拍動が遅くなる副作用のこと。心臓の筋肉の収縮に必要な電流が、薬の影響により流れにくくなることがある。心臓の拍動が遅くなり、反動で心臓がけいれんを起こすことがあり、血液が流れなくなる。脳に血液が流れずに意識を失うこともある（失神）。めまいや失神などの症状が出たら、速やかに受診を。

（築山郁人）

memo

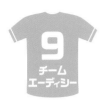

9 チームエーディシー：抗体薬物複合体

**チーム
エーディシー**

このチームの主力選手

⑩ブレンツキシマブ ベドチン（注射）
⑪**ポラツズマブ ベドチン（注射）2021 年**
⑫ゲムツズマブ オゾガマイシン（注射）
⑬イノツズマブ オゾガマイシン（注射）
⑭**セツキシマブ サロタロカンナトリウム（注射）2021 年**
⑮トラスツズマブ エムタンシン（注射）
⑯トラスツズマブ デルクステカン（注射）

⚾⚾⚾ チームの特徴がざっくりわかる 3球3振！

Q1. どんな効きかた・成分の薬？

抗体によってがん細胞に標的を絞り、抗体に付加した薬物をがん細胞内に直接届けることで、がん細胞を攻撃し、かつ正常な細胞への影響を避けるという目的で設計された薬。

Q2. 得意な臓器と一番人気（頻出薬）は？

造血器腫瘍と乳がんに多い。一番人気はカドサイラ®。乳がん領域で登板し、最近術後補助化学療法の適応も増えた。

Q3. どんな故障（副作用）が多い？　主な対策（予防・支持療法と患者指導）は？

試合中、試合後のインフュージョンリアクションに注意。抗アレルギー薬などを併用する場合もある。標的分子や結合している薬物ごとに副作用が異なり、それぞれの特徴を指導する必要がある。

敵の主力選手の弱点を探し（標的分子を狙って）、決め球（薬物）で打者を打ち取る新興チーム。

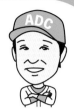

このチームの強み・弱みと注目ポイント

抗体部分で相手の弱点を探し、決め球（薬物部分）で相手打者を打ち取る。決め球部分のみでは荒れ球で使いものにならなかったが、抗体部分と一緒になることによってコントロールよく打者を打ち取れるようになった。決め球は兄弟に受け継がれ、いろいろ抗体部分を変えることによって、幅広い打者を打ち取ることを可能にする（適応がん種が増えている）。最近チームに入ったアキャルックス®は決め球に光感受性の色素を用いており、外からのレーザービームを使って三振を取る期待の新人である。チームアンティボと同様、試合前に前投薬の有無やフィルターの有無を確認して試合に臨まなければならない。

故障（副作用）対策としては、抗体部分と薬物部分を頭に入れてリードしていく必要がある。抗体部分のインフュージョンリアクションだけでなく、殺細胞性抗がん薬の副作用である骨髄抑制・末梢神経障害などが強く出る薬剤もあるので、注意していかなければならない。

9　チームエーディシー：抗体薬物複合体

（江尻将之）

標的分子に結合する抗体を変えることで、いろいろな打者（がん）に効果を示すため、多くの選手が出番を待っている。アドセトリス®の決め球（薬物部分）であるベドチンに抗体を変え、尿路上皮がんや子宮頸がんを対象とした薬剤が開発されている。また、チームエーディシーに免疫チェックポイント阻害薬を併用した治療法も検討されている。

memo

ブレンツキシマブ ベドチン （アドセトリス®）

一度戦力外になるも、ブレンツキシマブという武器を得て再び表舞台に。決め球（適応）も多いが、勤続疲労（蓄積毒性）に注意。

（略号）B-ved　（年俸）【注射】50mg ¥474,325

この選手の強み・弱みと注目ポイント

タイプ **A**

薬剤部分である MMAE は単剤での使用が期待されていたが、その毒性から戦力外になっていた。しかし、相手の弱点を探すブレンツキシマブという武器を手に入れることにより CD30 という相手の弱点を探すという武器を手に入れ、表舞台に戻ってきた。CD30 は末梢性 T 細胞リンパ腫、ホジキンリンパ腫に発現している。**特にアドリアマイシン、ビンブラスチン、ダカルバジンと協力することで未治療進行期のホジキンリンパ腫の先発投手として信頼を得つつある。**ただし投げ続けると勤続疲労により故障（末梢神経障害）が起こり、なかなか治らない。

DATA

催吐性リスク▶軽度
血管外漏出による皮膚障害のリスク▶炎症性
適応のがん種▶ホジキンリンパ腫、末梢性 T 細胞リンパ腫
主な副作用▶骨髄抑制、末梢神経障害、インフュージョンリアクション
代謝経路▶ブレンツキシマブ：ヒト IgG と同様に、細胞にとりこまれ、低分子ペプチドやアミノ酸まで分解されると考えられる
MMAE：肝臓（CYP）
主なレジメン▶ A+AVD、A+CHP、B-ved 単剤

チャートでキャッチ！この製剤のクセ

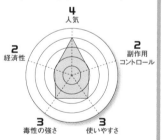

人気 4
副作用コントロール 2
経済性 2
毒性の強さ 3
使いやすさ 3

ファン（患者さん）からの Q & A

Q 末梢神経障害はいつまで続くの？
A A＋AVD 療法を受けた患者のうち、末梢神経障害は、3 年後でも 11% の人が重度の状態で残存したといわれている。病気が治る反面、後遺症が長く続くため、重症度を確認しながら治療を継続していこう。

（江尻将之）

ポラツズマブ ベドチン
（ポライビー®）

注射薬

ブレンツキシマブ ベドチンを兄に持つ、びまん性大細胞リンパ腫の薬。移植できない打者（患者）を得意にしている新人投手。

年俸【注射】 30mg ¥298,825、140mg ¥1,364,330

**この選手の
強み・弱みと
注目ポイント**

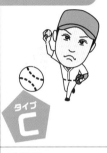

タイプ **C**

　ブレンツキシマブ ベドチンを兄に持ち（薬剤部分が同じ）、特徴はそっくり。相手の CD79b という弱点を探し出し攻め込む。毎回試合前に抗ヒスタミン薬、解熱鎮痛薬または副腎皮質ホルモン薬の投与を行わないと試合にならない。**ベンダムスチンとリツキシマブとの併用で試合を進めていき、6 回までの限定の登板となる。**びまん性大細胞リンパ腫の再発患者で移植できない打者を得意とする、中継ぎ専門の新人。投げすぎると疲労がたまり、故障（末梢神経障害）が懸念される。今後は先発投手としても期待されている。

DATA
催吐性リスク▶**軽度**
血管外漏出による皮膚障害のリスク▶**非壊死性**
適応のがん種▶**悪性リンパ腫**
主な副作用▶**インフュージョンリアクション、骨髄抑制、末梢神経障害**
代謝経路▶ポラツズマブ：ヒト IgG と同様に、細胞にとりこまれ、低分子ペプチドやアミノ酸まで分解されると考えられる
MMAE：肝臓（CYP）
主なレジメン▶ Pola-BR

チャートでキャッチ！
この製剤のクセ

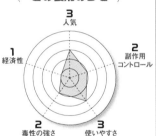

3 人気
2 副作用コントロール
1 経済性
2 毒性の強さ
3 使いやすさ

ファン（患者さん）からの Q & A

Q 真菌やウイルス感染を予防する ST 合剤とアシクロビルはいつまで飲むの？

A 抗がん薬により強い免疫力低下が起こる。免疫低下は投与終了後も半年程度続くため、医師の指示があるまでは投与を継続する必要がある。

（江尻将之）

92

ゲムツズマブ オゾガマイシン （マイロターグ®）

注射薬

ナイター限定（遮光）で登板回数も2回だけのワンポイント投手。
登板間隔が見直され、ワイルドピッチ（副作用）が減った。

（略 号）GO

（年 俸）【注射】 5mg ¥252,576

**この選手の
強み・弱みと
注目ポイント**

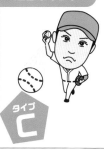

タイプ
C

抗体薬物複合体として世界初の選手（薬）。白血病細胞に多くある CD33 を標的とした抗体で相手の弱点を探し、カリケアマイシンを決め球とする投手。ナイター限定（遮光）で登板回数も2回だけのワンポイント。難治例や、再発例に限って使用されるが、ワイルドピッチ（副作用）も多いため、海外のリーグでは使われていない時期もあった。しかし、**最近登板間隔を調整（1回投与量を分割し投与量を減らすなど）することにより、ワイルドピッチが減り使いやすくなった。**今後もどこの場面で使用することがよいか模索中である。

DATA

催吐性リスク▶最小度
血管外漏出による皮膚障害のリスク▶**非壊死性**
適応のがん種▶**再発または難治性の CD33 陽性
の急性骨髄性白血病**
主な副作用▶**インフュージョンリアクション、骨髄
抑制、末梢神経障害**
代謝経路▶ゲムツズマブ：ヒト IgG と同様に、細
胞にとりこまれ、低分子ペプチドやアミノ酸まで分
解されると考えられる
オゾガマイシン：肝臓（CYP）
主なレジメン▶GO 単剤

**チャートでキャッチ！
この製剤のクセ**

2 人気
2 経済性
1 副作用コントロール
1 毒性の強さ
1 使いやすさ

ファン（患者さん）からの Q & A

Q アレルギー症状が多いと聞いたけど、予防はするの？

A 高頻度にインフュージョンリアクション（発熱、悪寒、呼吸困難など）が起こる。投与前、投与1時間後、5時間後にアレルギーを抑える薬を打って対策していく。

9 チームエーディシー：抗体薬物複合体

（江尻将之）

イノツズマブ オゾガマイシン（ベスポンサ®）

ゲムツズマブ オゾガマイシンを兄に持つ急性リンパ性白血病に使う薬。ナイター専門など特徴は兄にそっくり。ピンチに登板し三振（高い奏効率）が求められる。

略号 Ino

年俸【注射】1mg ¥1,331,297

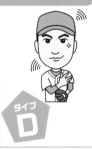

この選手の強み・弱みと注目ポイント

タイプ D

　ゲムツズマブ オゾガマイシンを兄に持つ。急性リンパ性白血病の CD22 という相手の弱点を見つけだして、決め球であるオゾガマイシンで三振を取りに行く。**試合の終盤（再発後）、ランナーがたまった状況で登板を求められ、三振を取り（奏効を得て）、抑えの投手（造血幹細胞移植）に橋渡しすることが求められる。**ただし、長いイニングを投げると故障（致死的な肝障害、VOD／SOS）を起こすことが知られており、できるだけ短いイニングで終わらせたい。ナイター専門（光に不安定）、インフュージョンリアクションが多いなど、特徴は兄にそっくり。

DATA

催吐性リスク▶**軽度**

血管外漏出による皮膚障害のリスク▶**炎症性**

適応のがん種▶**急性リンパ性白血病**

主な副作用▶**インフュージョンリアクション、肝障害（VOD／SOS）、骨髄抑制**

代謝経路▶**イノツズマブ：ヒト IgG と同様に、細胞にとりこまれ、低分子ペプチドやアミノ酸まで分解されると考えられる**

オゾガマイシン：肝臓（CYP）

主なレジメン▶ **Ino 単剤**

チャートでキャッチ！この製剤のクセ

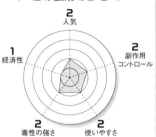

- 人気 2
- 経済性 1
- 副作用コントロール 2
- 毒性の強さ 2
- 使いやすさ 2

ファン（患者さん）からの Q & A

Q　VODってどんな副作用？

A　類洞と呼ばれる「肝臓の毛細血管」が血栓によってふさがれ、周囲の肝細胞がダメージを受けて発症するもの。みぞおち右側の部分の痛み、全身が黄色くなる（黄疸）、お腹に水がたまる（腹水貯留）などが主な症状。

（江尻将之）

94

セツキシマブ サロタロカン ナトリウム（アキャルックス®）

注射薬

楽天（メディカル）から新規参入。光免疫という武器を使って相手打者の弱点（がん細胞）を照らし、打ち取る（がんを縮小させる）。

（略 号）ASP-1929

（年 俸）【注射】 250mg ￥1,026,825

**この選手の
強み・弱みと
注目ポイント**

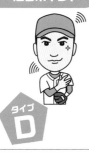

タイプ
D

　セツキシマブを使い、相手の弱点を見極める。既存治療ができなくなった局所のみにがんがある患者に対して期待されるが、登板できる球場（使用施設）が限定されており、ナイターのみ登板可能（光に不安定）。**打ち取られた患者は（投与後）、4週間は光線過敏症を防ぐために直射日光を避け、室内でも手袋や靴下などを着用する必要がある。**期待されている選手のため、飛び級でチームに加入（先駆け審査指定制度対象品目）したが、長期の使用や遠隔転移のある打者へのデータは少ないことから、使用する患者を慎重に検討していくこと。

9　チームエーディシー：：抗体薬物複合体

DATA

催吐性リスク▶**最小**
血管外漏出による皮膚障害のリスク▶**非壊死性**
適応のがん種▶**頭頸部がん**
主な副作用▶**光線過敏症、頸動脈出血および腫瘍出血、疼痛**
代謝経路▶**セツキシマブ：ヒトIgGと同様に、細胞にとりこまれ、低分子ペプチドやアミノ酸まで分解されると考えられる**
主なレジメン▶**ASP-1929 単剤**

**チャートでキャッチ！
この製剤のクセ**

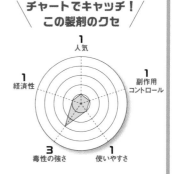

ファン（患者さん）からのQ&A

Q　光の保護に日焼け止めを使ってもいいの？

A　紫外線用の日焼け止めでは保護にならないので注意が必要。誤って過度に明るい光に曝露されると、皮膚に刺すような痛みや灼熱感が生じる可能性がある。

（江尻将之）

95

トラスツズマブ エムタンシン
（カドサイラ®）

注射薬

トラスツズマブ降板後のリリーフとしての活躍が期待されている。

略号 T-DM1

年俸【注射】100mg ¥235,820、160mg ¥375,077

**この選手の
強み・弱みと
注目ポイント**

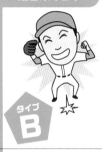

タイプ
B

　トラスツズマブを使い相手の弱点を探し、チューブリン阻害作用のあるDM1（メイタンシン誘導体）を決め球（薬剤部分）に打者を仕留める投手。**今までは進行再発がんを相手にトラスツズマブの降板後が主戦場であったが、最近術後補助化学療法にも使用できるようになった。**血小板減少は投与後7日後に最低値になることが知られており、初回登板後は確認が必要である。また、トラスツズマブとは異なり、多剤と協力し合うことはなく、常に1人で戦う勝負師。投与時にはインラインフィルターが必要。

DATA

催吐性リスク▶軽度
血管外漏出による皮膚障害のリスク▶非壊死性
適応のがん種▶乳がん
主な副作用▶**インフュージョンリアクション、心障害、血小板減少**
代謝経路▶トラスツズマブ：ヒトIgGと同様に、細胞にとりこまれ、低分子ペプチドやアミノ酸まで分解されると考えられる。
エムタンシン：肝臓（CYP）
主なレジメン▶**トラスツズマブ エムタンシン単剤**

**チャートでキャッチ！
この製剤のクセ**

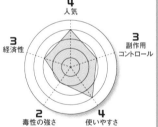

人気 4
副作用コントロール 3
経済性 3
毒性の強さ 2
使いやすさ 4

ファン（患者さん）からのQ&A

Q　抗がん薬（DM1）がくっついているってことは脱毛するの？
A　チューブリン阻害作用のあるDM1が結合しているが、脱毛が起こる人は少なく、投与中に髪の毛が伸びてくる人が多い。

（江尻将之）

トラスツズマブ デルクステカン（エンハーツ®）

注射薬

三振を多く取るが（奏効率高い）、故障（間質性肺炎）を起こしやすく引退に追い込まれることがあるので、故障ありきで登板させる必要あり。

（略 号）T-Dxd
（年 俸）【注射】100mg ¥165,074

**この選手の
強み・弱みと
注目ポイント**

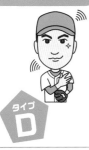

タイプ **D**

　トラスツズマブを使い相手の弱点を探し、イリノテカンと同じトポイソメラーゼ阻害薬であるデルクステカンを決め球（薬剤部分）に打者を仕留める。（がん細胞を縮小させる）HER2 という弱点を持つ乳がん、胃がんに使用されているが、今後大腸がん、肺がんでの登板も期待されている。**決め球のキレがよく三振を取れる好投手であるが、故障に弱く（間質性肺炎により）、再起不能になること（副作用により薬が使用できなくなること）が多いため故障ありきで登板させなければならない。**登板時はインラインフィルターを用いる。

DATA
催吐性リスク▶中等度
適応のがん種▶乳がん、胃がん
主な副作用▶間質性肺炎、骨髄抑制、悪心
代謝経路▶トラスツズマブ：細胞内のリソゾームにより異化を受けると推測されている。
デルクステカン：肝臓（CYP）
主なレジメン▶トラスツズマブ デルクステカン単剤

**チャートでキャッチ！
この製剤のクセ**

- 人気 3
- 副作用コントロール 2
- 使いやすさ 3
- 毒性の強さ 1
- 経済性 3

9 チームエーディシー：抗体薬物複合体

ファン（患者さん）からのQ&A
Q　咳が出て微熱があるけど、抗がん薬の副作用かな？
A　エンハーツ®による間質性肺炎と新型コロナウイルス感染症の症状はよく似ており、CT では判別つかない場合がある。咳・呼吸困難などが出現し、酸素飽和度の低下が認められる場合は、速やかに PCR 検査を行い判別していく。

（江尻将之）

アイ（immune-checkpoint inhibitor）リーグ
（免疫チェックポイント阻害薬）

10 チームワン

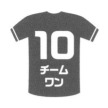

チームワン：PD-1/PD-L1 阻害薬

このチームの主力選手

(97)ニボルマブ（注射）

(98)ペムブロリズマブ（注射） 2017 年
(99)アベルマブ（注射） 2017 年
(100)アテゾリズマブ（注射） 2018 年
(101)デュルバルマブ（注射） 2018 年

チームの特徴がざっくりわかる 3 球 3 振！

Q1. どんな効きかた・成分の薬？

PD-1 と PD-L1 の結合を阻害し、腫瘍により抑制されていた免疫細胞を活性化。活性化された免疫細胞が腫瘍を攻撃する。

Q2. 得意な臓器と一番人気（頻出薬）は？

肺がん。一番人気は幅広い適応を持つペムブロリズマブ。

Q3. どんな故障（副作用）が多い？ 主な対策（予防・支持療法と患者指導）は？

免疫反応による副作用が全身で起こり得る。早期発見のための患者指導と、多職種・各臓器の専門診療科が協力して対応することが重要。

ファーム通信

各がん種に対して多くの臨床試験が進められている。ペムブロリズマブにおいては「高頻度マイクロサテライト不安定性（MSI-High）固形がん」に続く2つ目の臓器横断的な適応として、「腫瘍遺伝子変異量高スコア（TMB-High）固形がん」への適応拡大申請が行われた（2021 年 3 月）。

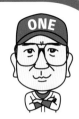

中継ぎ（2次治療以降）だけでなく、先発（1次治療）を担える選手も増えてきた、若手ぞろいの成長著しいチーム。

このチームの強み・弱みと注目ポイント

　免疫監視機構が正常に働くように、味方チーム（T細胞）のPD-1と対戦チーム（がん細胞）のPD-L1が水面下で取引をして、八百長試合をするのを阻止する。ニボルマブ、ペムブロリズマブは味方チームのPD-1に作用し、アテゾリズマブ、アベルマブ、デュルバルマブは対戦チームのPD-L1に作用する。

　登場初期は試合後半（進行・再発期の2次治療以降）での登板（使用）に限定されていたが、年々活躍の場を広げており、より早い段階での登板（進行・再発期の1次治療、放射線化学療法後の維持療法、術後補助療法）が可能になってきている。

　特徴的な故障（副作用）である、irAE（免疫関連有害事象）は全身のあらゆる部位で生じる可能性があり、発現時期も明確になっていないため、チーム全体で協力して球場全体（患者の全身）をよく観察していくことが重要。有事の際は主治医だけでなく各臓器の専門医、多職種が協力して対応する必要がある。

10　チームワン：PD-1／PD-L1阻害薬

（江島智彦）

ニボルマブ
（オプジーボ®）

注射薬

世界初のヒト PD-1 に対するヒト型モノクローナル抗体。成績（治療効果）でも、年俸（薬価）でも話題を呼んだ投手。

[年俸]【注射】20mg ￥31,918、100mg ￥155,072、120mg ￥185,482、240mg ￥366,405

**この選手の
強み・弱みと
注目ポイント**

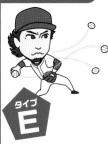

タイプ
E

　チームワンだけでなくアイリーグ（免疫チェックポイント阻害薬）の先駆者であり、幅広い適応を持つ。**異なる作用機序の免疫チェックポイント阻害薬であるイピリムマブとバッテリーを組める（併用できる）、チームワン唯一の選手。**登場時は体重換算の用量だったが、2018年に固定用量に変更となった。近年では、従来の投与法（1 回 240mg、2 週間ごと）に加え、1 回の用量と休薬期間をそれぞれ倍にする投与法（1 回 480mg、4 週間ごと）も使用可能になった。投与にはインラインフィルターが必要。

DATA
催吐性リスク▶最小度
血管外漏出による皮膚障害のリスク▶非壊死性
適応のがん種▶悪性黒色腫、切除不能な進行・再発の非小細胞肺がん、根治切除不能または転移性の腎細胞がん
主な副作用▶間質性肺炎、甲状腺機能障害、1 型糖尿病
代謝経路▶細胞内にとりこまれ、低分子ペプチドやアミノ酸まで分解される
主なレジメン▶ニボルマブ単剤、ニボルマブ＋イピリムマブ、ニボルマブ＋イピリムマブ＋ CBDCA ＋ PTX

**チャートでキャッチ！
この製剤のクセ**

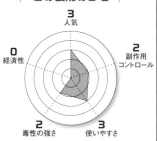

ファン（患者さん）からの Q ＆ A
Q　（初回）副作用がパンフレットにたくさん書いてあって心配で……。
A　すべての副作用が出るわけではない。まずはインフュージョンリアクションに注意して、以降は、体調に異変を感じれば教えてほしい。

（江島智彦）

98

ペムブロリズマブ（キイトルーダ®）

注射薬

幅広い活躍をみせるチームワンのエース投手。臓器横断的な適応という、二刀流をも超える境地に踏み込んだ選手。

年俸【注射】100mg ¥214,498

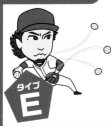

この選手の強み・弱みと注目ポイント

タイプ E

　ニボルマブと同世代のヒトPD-1に対するヒト型モノクロナール抗体であり、幅広い適応を持つ。**国内ではじめて、あらゆる固形がんに使用可能となった選手**。ただし、その使用条件は限られる（がん薬物療法後に増悪した進行・再発のMSI-Highを有する固形がん）。近年では、従来の登板（投与法：1回200mg、3週間ごと）に加え、1回の用量と休薬期間をそれぞれ倍にする登板（1回400mg、6週間ごと）も可能になった。投与には、インラインフィルターが必要。

DATA
催吐性リスク▶最小度
血管外漏出による皮膚障害のリスク▶非壊死性
適応のがん種▶悪性黒色腫、切除不能な進行・再発の非小細胞肺がん、MSI-Highを有する固形がん（標準的な治療が困難な場合に限る）
主な副作用▶間質性肺炎、甲状腺機能障害、1型糖尿病
代謝経路▶細胞内にとりこまれ、低分子ペプチドやアミノ酸まで分解される
主なレジメン▶ペムブロリズマブ単剤、ペムブロリズマブ＋CBDCA＋PEM、ペムブロリズマブ＋CBDCA＋PTX

チャートでキャッチ！この製剤のクセ
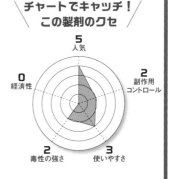

人気 5 / 経済性 0 / 副作用コントロール 2 / 毒性の強さ 2 / 使いやすさ 3

10 チームワン：PD-1／PD-L1阻害薬

ファン（患者さん）からのQ&A
Q ニボルマブとペムブロリズマブは何が違うの？
A 作用機序は同じと考えられている。使用できる病気の種類や、投与時間・投与間隔が異なる。

（江島智彦）

155

アベルマブ （バベンチオ®）

注射薬

限られた相手に対して、オンリーワンの活躍をみせる投手。立ち上がりの暴投（インフュージョンリアクション）に注意。

年俸【注射】200mg ￥196,289

この選手の強み・弱みと注目ポイント

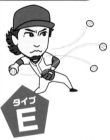

タイプ **E**

　ヒト PD-L1 に対するヒト型モノクローナル抗体。単剤では、国内唯一の保険適用を２つ（メルケル細胞腫、根治切除不能な尿路上皮がんにおける薬物療法後の維持療法）も有するオンリーワンの選手。根治切除不能または転移性の腎細胞がんには、分子標的薬のアキシチニブとバッテリーを組んで使用される。**立ち上がりで暴投しやすい（インフュージョンリアクションが起きやすい）ため、入念なウォーミングアップ（前投薬）がチームワンの中で唯一必須とされている選手。**投与には、インラインフィルターが必要。

DATA

催吐性リスク▶最小度
血管外漏出による皮膚障害のリスク▶**非壊死性**
適応のがん種▶**根治切除不能なメルケル細胞がん、根治切除不能または転移性の腎細胞がん、根治切除不能な尿路上皮がんにおける薬物療法後の維持療法**
主な副作用▶**インフュージョンリアクション、間質性肺炎、甲状腺機能障害**
代謝経路▶**細胞内にとりこまれ、低分子ペプチドやアミノ酸まで分解される**
主なレジメン▶**アベルマブ単剤、アベルマブ＋アキシチニブ**

チャートでキャッチ！この製剤のクセ

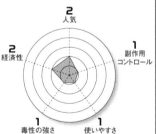

人気 2
副作用コントロール 1
経済性 2
毒性の強さ 1
使いやすさ 1

ファン（患者さん）からの Q & A

Q 点滴のとき、いつも眠くなるけど、これはアベルマブのせい？

A アベルマブのせいというより、アベルマブによるインフュージョンリアクションを予防する前投薬（抗ヒスタミン薬）の影響。

（江島智彦）

100

アテゾリズマブ
(テセントリク®)

注射薬

他選手（薬剤）とのチームプレイを得意とする投手。併用する薬剤が増えると、故障（副作用）も相加的に増えるため要注意。

（年俸）【注射】840mg ¥448,853、1,200mg ¥563,917

この選手の強み・弱みと注目ポイント

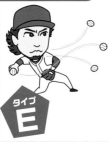

タイプ **E**

PD-L1 に対するヒト化モノクローナル抗体。非小細胞肺がんにおいてはリリーフなしに登板（単独でも使用）できるが、そのほかのがん種では他剤と併用する、チームプレイが得意な選手。**殺細胞性抗がん薬だけでなく、分子標的薬であるベバシズマブ、および、その両方と併用が可能だが、そのぶん、故障が増える（副作用も相加的に上昇する）傾向があり注意が必要。**非常に厄介な（ホルモン受容体陰性かつ HER2 陰性）乳がんにも、相性がよければ（PD-L1 陽性であれば）アブラキサンと併用できる。投与には、インラインフィルターが必要。

DATA
催吐性リスク▶**最小度**
血管外漏出による皮膚障害のリスク▶**非壊死性**
適応のがん種▶切除不能な進行・再発の非小細胞肺がん、切除不能な肝細胞がん、PD-L1 陽性のホルモン受容体陰性かつ HER2 陰性の手術不能または再発乳がん
主な副作用▶**間質性肺炎、甲状腺機能障害、1型糖尿病**
代謝経路▶**細胞内にとりこまれ、低分子ペプチドやアミノ酸まで分解される**
主なレジメン▶**アテゾリズマブ単剤、アテゾリズマブ＋ベバシズマブ、アテゾリズマブ＋ nabPTX**

チャートでキャッチ！この製剤のクセ

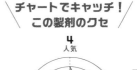
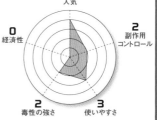

ファン（患者さん）からの Q & A
Q 数回投与して副作用がなければ、もう大丈夫？
A 免疫に関連した副作用は、終了して数カ月たっても発現することがある。今後も、副作用かもしれないと感じた場合は早めに連絡のこと。

（江島智彦）

10 チームワン：PD-1／PD-L1阻害薬

157

デュルバルマブ（イミフィンジ®）

注射薬

肺がん領域で活躍をみせる投手。放射線療法からつなぐときは息切れ（間質性肺炎）に要注意。

年俸【注射】 120mg ￥101,807、500mg ￥413,539

この選手の強み・弱みと注目ポイント

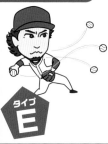

タイプ **E**

PD-L1に対するヒト型モノクローナル抗体。進展型小細胞肺がんにおいては、野手と協力して（殺細胞性抗がん薬と併用して）、序盤（1次治療）から活躍をみせる。非小細胞肺がんにおいては、根治的化学放射線療法後の維持療法として、決められたイニング（12カ月）をきっちり投げぬくことで再発のリスクを低下させる。肺への放射線療法後ということもあり、**息切れ（間質性肺炎）しやすく、途中で降板してしまうこともある**。適応ごとに用量・投与間隔が異なるため采配には注意。投与には、インラインフィルターが必要。

DATA

催吐性リスク▶**最小度**

血管外漏出による皮膚障害のリスク▶**非壊死性**

適応のがん種▶**切除不能な局所進行の非小細胞肺がんにおける根治的化学放射線療法後の維持療法、進展型小細胞肺がん**

主な副作用▶**間質性肺炎、甲状腺機能障害、1型糖尿病**

代謝経路▶**細胞内にとりこまれ、低分子ペプチドやアミノ酸まで分解される**

主なレジメン▶**デュルバルマブ単剤、デュルバルマブ＋CDDP＋ETP、デュルバルマブ＋CBDCA＋ETP**

チャートでキャッチ！この製剤のクセ

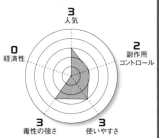

人気 3
副作用コントロール 2
使いやすさ 3
毒性の強さ 3
経済性 0

ファン（患者さん）からのQ&A

Q 間質性肺炎ってどんな症状が出るの？

A 発熱、息切れ、咳などの症状が出やすいとされている。血液検査や画像検査も行うが、症状が出たときはすぐに連絡のこと。

（江島智彦）

memo

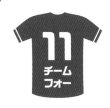

アイ（immune-checkpoint inhibitor）リーグ
（免疫チェックポイント阻害薬）

チームフォー：
CTLA-4 阻害薬

11
チーム
フォー

**このチームの
主力選手**

⑩②イピリムマブ（注射）

⚾⚾⚾ チームの特徴がざっくりわかる 3球3振！

Q1. どんな効きかた・成分の薬？

T細胞、制御性T細胞（Treg）のCTLA-4を阻害し、免疫細胞を活性化。
活性化された免疫細胞が腫瘍を攻撃する。

Q2. 得意な臓器と一番人気（頻出薬）は？

悪性黒色腫。現在のところ、唯一無二でイピリムマブ。

**Q3. どんな故障（副作用）が多い？　主な対策（予防・支持療法と患
者指導）は？**

チームワン同様、免疫反応による副作用が全身で起こり得る。早期発見
のための患者指導と、多職種・各臓器の専門診療科が協力して対応する
ことが重要。

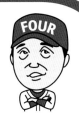

チームワン（PD-1/PD-L1 阻害薬）とは異なる作用機序を持つ、もう一つの免疫チェックポイント阻害薬。

このチームの強み・弱みと注目ポイント

　T 細胞上の CTLA-4 に作用し、T 細胞が抑制されるのを阻止する。また、制御性 T 細胞（Treg）の CLTA-4 にも作用し、免疫機能が抑制されるのを阻止する。これらの作用により活性化された免疫機能が抗腫瘍効果を現す。自らがエースとして直接活躍するのではなく、味方が本来以上の活躍ができるよう環境を整えていく、新しいタイプの選手で構成されたチーム。

　現在所属する投手はイピリムマブのみであり、選手層は薄い。異なる作用機序を持つことから、PD-1 阻害薬であるニボルマブと併用可能だが、irAE（免疫関連有害事象）の発現率はおのおのを単独で用いた場合より大きく増加するため、十分なマネジメントが必要とされる。故障（irAE）は全身のあらゆる臓器で起こり得るため、監督（主治医）だけでなく、各種コーチ陣（各臓器の専門医、多職種）が協力して対応することが求められている。

（江島智彦）

102

イピリムマブ
（ヤーボイ®）

注射薬

チームフォー唯一の投手。ニボルマブとバッテリーを組み、勝負に挑む。

年俸【注射】50mg ¥493,621

**この選手の
強み・弱みと
注目ポイント**

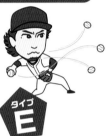

タイプ
E

　国内唯一の CTLA-4 に対するヒト型モノクローナル抗体。多くの場合、ニボルマブとバッテリーを組む（併用する）。非小細胞肺がん・悪性胸膜中皮腫では 6 週間ごとに継続して登板（投与）するが、そのほかのがん種（悪性黒色腫、腎細胞がん、MSI-High 陽性の直腸・結腸がん）では 3 週間ごとに 4 回のみ登板し、そのあとはニボルマブにまかせ、自身はマウンドを去る（投与終了する）。悪性黒色腫にはイピリムマブ単剤でも使用可能だが、その際も 4 回投与のみで終了。一部の患者には、投与終了後も長期的な効果を示す。

DATA

催吐性リスク▶最小度
血管外漏出による皮膚障害のリスク▶非壊死性
適応のがん種▶切除不能な悪性黒色腫、切除不能な進行・再発の非小細胞肺がん、根治切除不能または転移性の腎細胞がん
主な副作用▶間質性肺炎、甲状腺機能障害、1型糖尿病
代謝経路▶細胞内にとりこまれ、低分子ペプチドやアミノ酸まで分解される
主なレジメン▶イピリムマブ単剤、イピリムマブ＋ニボルマブ

チャートでキャッチ！
この製剤のクセ

```
           2
          人気
  0                  2
経済性              副作用
                 コントロール

   3             3
毒性の強さ       使いやすさ
```

ファン（患者さん）からの Q & A

Q　どうしてイピリムマブは 4 回しか投与しないの？

A　投与終了後も有効性が維持されること、投与回数を増やすと重篤な副作用が生じやすくなることが報告されているから。

（江島智彦）

memo

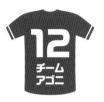

チームアゴニ：
LH-RH アゴニスト製剤

このチームの主力選手

103 ゴセレリン（注射）
104 リュープロレリン（注射）

⚾⚾⚾ チームの特徴がざっくりわかる 3球3振！

Q1. どんな効きかた・成分の薬？

がんの増殖に関与する性ホルモンを狙って攻める、パワー系打者に強いピッチャー。特に、乳がんに関しては閉経前の患者に使われるため、先発ピッチャーとして活躍。

Q2. 得意な臓器と一番人気（頻出薬）は？

前立腺がん、乳がん。人気の差はないが、ゴセレリンのほうが注射針は太い。

Q3. どんな故障（副作用）が多い？　主な対策（予防・支持療法と患者指導）は？

ほてり、関節痛、投球の瞬間の痛み〔注射部位反応（疼痛、硬結、紅斑など）〕が多い。体温調節ができる服装の工夫や運動を指導する。疼痛には、時に鎮痛薬を使用することもある。また、登板初球（投与初期）に骨性疼痛などの症状の一過性増悪がみられることも。

パワー系打者に強いピッチャーがそろう、性ホルモンに関与するがんに特化したチーム。活躍期間は長い。

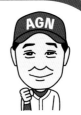

このチームの強み・弱みと注目ポイント

　性ホルモン依存性のがんのうち、エストロゲンにより細胞増殖をきたす乳がんとアンドロゲンにより細胞増殖をきたす前立腺がんがある。脳の視床下部から下垂体に出される LH-RH（性腺刺激ホルモン放出ホルモン）に類似した LH-RH アゴニスト製剤は、下垂体を異常に刺激して LH の分泌能を麻痺させることで、性ホルモンの分泌を抑えてがん細胞の増殖を抑える。性ホルモンを筋肉にたとえると、筋肉隆々のパワー系打者（がん細胞）を抑えるピッチャーであるといえる。

　ほかのチームと比べて故障は少ない（副作用は軽度）。ホルモン製剤特有のホットフラッシュや骨密度の低下、関節痛やうつ症状などがある。また、LH-RH アゴニスト製剤は下垂体を異常に刺激することで効果を発揮するため、登板初球（投与初期）に性ホルモンが一時的に増えることがあり、症状が一時的に増悪する可能性がある（フレアアップ現象）。

　試合中（治療中）は、投球の瞬間の痛み（注射部位反応）を確認し、硬結を避けて投与する必要がある。

（福井梨乃）

103

ゴセレリン
（ゾラデックス®）

先発で起用されることが多く、スタミナもある経験豊富なベテランピッチャー。薬の量によって登板間隔が異なる。

（略号）なし

（年俸）【注射】3.6mg（キット）¥28,768、LA10.8mg（キット）¥49,712

この選手の強み・弱みと注目ポイント

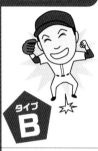

タイプ **B**

　3週間に1回登板する選手と12週間に1回登板する選手が控えており、初回登板は故障（副作用）を考慮して前者の起用が多い。前立腺がんや閉経前乳がんを得意とし、他チームのホルモン薬（アンドロゲン薬や抗エストロゲン薬）と共闘し、長期間活躍する。副作用はホットフラッシュや骨密度の低下、関節痛やうつ症状などがあり、特に投与初期のフレアアップ現象に注意して、投与前にほてりに対して服装の工夫や運動などの対策を指導する。針が太いため、前回登板時の故障が残っていないか（皮下注射した部位の腫脹や硬結などの有無）の観察も必要。

DATA

催吐性リスク▶最小度

血管外漏出による皮膚障害のリスク▶なし（皮下注射のため）

適応のがん種▶前立腺がん、閉経前乳がん

主な副作用▶注射部位反応、ほてり、関節痛

代謝経路▶腎排泄

チャートでキャッチ！この製剤のクセ

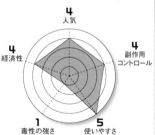

人気 4
経済性 4
副作用コントロール 4
毒性の強さ 1
使いやすさ 5

ファン（患者さん）からのQ&A

Q 注射はどこにうつの？　痛い？

A 腹部（おへその下）の右側、もしくは左側のどちらかの皮下に注射する。注射回数に応じて、右側と左側を交互に注射することも。針が太いため、痛みやしこり（硬結）、出血があるが、投与後は揉まないこと。

（福井梨乃）

リュープロレリン
（リュープリン®）

**先発で起用されることが多く、スタミナもある経験豊富なベテラン
ピッチャー。薬の量によって登板間隔が異なる。**

(略号) なし　　(年俸)【注射】3.75mg（キット）¥30,348、SR11.25mg（キ
ット）¥52,882、PRO22.5mg（キット）¥81,311 など

この選手の強み・弱みと注目ポイント

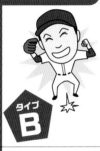

タイプ
B

　３週間に１回、12週間に１回、24週間に１回と登板
間隔が異なり、初回登板は故障を考慮して３週間に１回
選手の起用が多い。前立腺がんや閉経前乳がんを得意と
し、他チームのホルモン薬（抗アンドロゲン薬や抗エス
トロゲン薬）と共闘し長期間活躍すること、副作用はホ
ットフラッシュや骨密度の低下、関節痛やうつ症状など
があることはゴセレリンと同様。ゴセレリンに比べて針は
細いため、**登板時の痛みが強い場合はリュープロレリン
に変更も検討する。**前回登板時の故障が残っていないか
（皮下注射部位の腫脹や硬結などの有無）の観察が必要。

DATA

催吐性リスク▶最小度
血管外漏出による皮膚障害のリスク▶なし（皮下
注射のため）
適応のがん種▶前立腺がん、閉経前乳がん
主な副作用▶注射部位反応、ほてり、関節痛
代謝経路▶腎排泄

チャートでキャッチ！この製剤のクセ

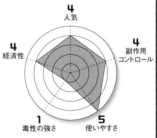

人気 4
副作用コントロール 4
使いやすさ 5
毒性の強さ 1
経済性 4

ファン（患者さん）からのQ＆A

Q　（前立腺がんの場合）すでに内服のホルモン薬があるけど、一緒に使っていいの？

A　前立腺がんの場合、LH-RHアゴニストと内服薬の抗アンドロゲン薬を併用す
る。LH-RHアゴニストによるフレアアップ現象が起きないようにするため、通常
はまず抗アンドロゲン薬を飲み始め、そのあとLH-RHアゴニストを注射する。

（福井梨乃）

12 チームアゴニ：LH-RHアゴニスト製剤

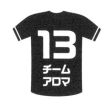

チームアロマ：
アロマターゼ阻害薬

このチームの主力選手

⑩⑤アナストロゾール（経口）
⑩⑥エキセメスタン（経口）
⑩⑦レトロゾール（経口）

⚾⚾⚾ チームの特徴がざっくりわかる 3球3振！

Q1.　どんな効きかた・成分の薬？

がんの増殖に関与するホルモンを狙って攻める、パワー系打者に強いピッチャー。閉経後の患者に使われるため、リリーフピッチャーとして活躍。

Q2.　得意な臓器と一番人気（頻出薬）は？

乳がん。

Q3.　どんな故障（副作用）が多い？　主な対策（予防・支持療法と患者指導）は？

体のほてりなどのホットフラッシュや関節痛、骨折という重大な故障が起こることもある。体温調節ができる服装の工夫を指導し、定期的な骨密度の検査が必要。

パワー系打者に強く、リリーフピッチャーが充実したチーム。活躍期間は長いが、骨折には注意。

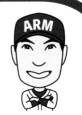

このチームの強み・弱みと注目ポイント

　試合序盤（閉経前）では、主に卵巣からエストロゲンが、試合後半（閉経後）では副腎から分泌された**アンドロゲンからアロマターゼによりエストロゲンに変換され作られる**。試合後半に**アロマターゼを狙って攻める**ことで、パワー系打者を抑える先発ピッチャー降板後のリリーフピッチャーである〔注意：診断されたときが閉経後の場合、アロマターゼ阻害薬（AI）を最初から使用する、他チームと共闘して閉経状態にしたうえで AI が使われることもある〕。

　他チームと比べて故障は少ない（副作用は軽度）。ホットフラッシュや骨密度の低下、関節痛、太りやすくなる脂質代謝異常（非ステロイド性のみ）などがあり、服用を継続するとホットフラッシュは次第に軽減。

　重篤な故障（副作用）として骨密度の低下や骨折があり、骨粗鬆症を合併もしくはリスクが高いと考えられる場合は、ビスホスホネート製剤の投与や年 1 回の骨密度の検査が勧められる。

（福井梨乃）

アナストロゾール (アリミデックス®)

経口薬

長きにわたって大活躍する経口のリリーフピッチャーであり、他チームと共闘することもある。**骨折の故障には注意。**

略号 ANA 　年俸【注射】1mg ¥320

この選手の強み・弱みと注目ポイント

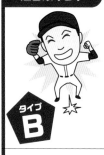

タイプ **B**

　非ステロイド性のアロマターゼ阻害薬（AI）であり、安価で、1日1回経口で服用する薬である。**閉経後乳がんの手術後の内分泌療法に5～10年のAIの投与が推奨**されており、また**転移のある進行再発の閉経後乳がんに対しても使用**するため、長きにわたって大活躍している。他チームのCDK4/6阻害薬と共闘することもあるが、タモキシフェンとは共闘しない。副作用はホットフラッシュや関節痛、骨密度の低下、脂質代謝異常がある。特に骨折の故障には注意が必要。

DATA

催吐性リスク▶最小度
適応のがん種▶乳がん
主な副作用▶関節痛、肝機能異常、ほてり
代謝経路▶腎排泄
主なレジメン▶AI単剤、AI＋CDK4/6阻害薬

チャートでキャッチ！この製剤のクセ

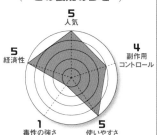

人気 5
副作用コントロール 4
使いやすさ 5
毒性の強さ 1
経済性 5

ファン（患者さん）からのQ＆A

Q 手がこわばるんだけど、これは薬のせいなの？

A アロマターゼ阻害薬は関節痛や関節のこわばりが起こることがあり、関節リウマチなどの既往歴の有無を確認し、必要時に鎮痛薬の内服で対処する。服用継続が難しければ、ほかのホルモン薬に変更することも。

（福井梨乃）

エキセメスタン（アロマシン®）

経口薬

長きにわたって大活躍する経口のリリーフピッチャーであり、他チームと共闘することもある。**自動車運転には注意。**

(略号) EXE　　(年俸)【錠剤】25mg ￥300

この選手の強み・弱みと注目ポイント

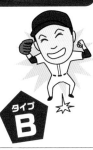

タイプ **B**

　アンドロゲン類似のステロイド骨格を持ち、非可逆的にアロマターゼを阻害することでエストロゲンの産生を抑える。食事の影響を受けるため、1日1回、食後に経口で服用する。**閉経後乳がんの手術後内分泌療法に5～10年のアロマターゼ阻害薬の投与が推奨**されており、**進行再発の閉経後乳がんに対しても使用**するため、長期間大活躍している。他チーム（CDK4/6阻害薬またはエベロリムス）と共闘することも。副作用はホットフラッシュや関節痛、骨密度の低下がある。傾眠やめまいなどの症状がある場合、自動車の運転は避けるように指導。

DATA

催吐性リスク▶**軽度**
血管外漏出による皮膚障害のリスク▶**非壊死性**
適応のがん種▶**前立腺がん、閉経前乳がん**
主な副作用▶**注射部位反応、ほてり、関節痛**
代謝経路▶**腎排泄**
主なレジメン▶ AI単剤、AI＋CDK4/6阻害薬、EXE＋エベロリムス

チャートでキャッチ！この製剤のクセ

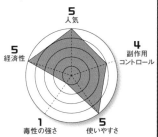

人気 5
副作用コントロール 4
使いやすさ 5
毒性の強さ 1
経済性 5

13
チームアロマ∷アロマターゼ阻害薬

ファン（患者さん）からのQ＆A

Q　前の薬と作用は同じなのに、ほかの薬に変えて効果はあるの？
A　ステロイド骨格の有無により、アロマターゼの阻害の方法が異なるため、薬を変更しても効果はある。ステロイド性はアロマターゼとアンドロゲンが結合する場所を横取りして離れないことで効果を示す。

（福井梨乃）

レトロゾール
（フェマーラ®）

経口薬

長きにわたって大活躍する経口のリリーフピッチャーであり、他チームと共闘することもある。骨折や自動車運転には注意。

略号 LET　　年俸【錠剤】2.5mg ￥389

この選手の強み・弱みと注目ポイント

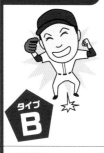

タイプ **B**

　非ステロイド性のアロマターゼ阻害薬である。食事の影響を受けるため、1日1回、食後に経口で服用する。**閉経後乳がんの手術後内分泌療法に5～10年のアロマターゼ阻害薬の投与が推奨**されており、**進行再発の閉経後乳がんに対しても使用**するため、長期間大活躍している。他チームのCDK4/6阻害薬と共闘することも。副作用はホットフラッシュや関節痛、骨密度の低下がある。傾眠やめまいなどの症状がある場合、自動車の運転は避けるように指導。

DATA

催吐性リスク▶最小度
適応のがん種▶乳がん
主な副作用▶ほてり、肝機能異常、血中コレステロール増加
代謝経路▶肝代謝（CYP3A4、CYP2A6）、腎排泄
主なレジメン▶AI単剤、AI＋CDK4/6阻害薬

チャートでキャッチ！この製剤のクセ

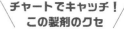
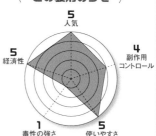

5 人気
4 副作用コントロール
5 使いやすさ
1 毒性の強さ
5 経済性

ファン（患者さん）からのQ＆A

Q　骨密度は現在問題ないといわれているけど、骨折するの？

A　エストロゲンは骨の形成を促し、骨の破壊を妨げる作用があり、アロマターゼ阻害によりエストロゲン量が低下して骨粗鬆症や骨折が起こりやすくなる。骨密度がAI治療前後で低下していないか、定期的な骨密度の検査が重要。

（福井梨乃）

memo

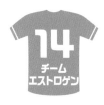

チームエストロゲン：抗エストロゲン薬

このチームの主力選手

⑩タモキシフェン（経口）
⑩フルベストラント（注射）

チームの特徴がざっくりわかる　3球3振！

Q1.　どんな効きかた・成分の薬？

がんの増殖に関与するホルモンを狙って攻めるパワー系打者に強いピッチャー。試合の前半・後半（閉経前後）にかかわらず、また術後・進行再発まで幅広く大活躍。

Q2.　得意な臓器と一番人気（頻出薬）は？

乳がん。フルベストラントは、閉経後乳がんに人気が高い。

Q3.　どんな故障（副作用）が多い？　主な対策（予防・支持療法と患者指導）は？

ほてり、不眠・抑うつ、血栓塞栓症がある。ほかに無月経や月経異常、子宮筋腫や子宮内膜症などの女性性器特有のものがある。不正出血などの異常な婦人科学的症状があれば、婦人科受診を勧める。

パワー系打者に強い経験豊富なベテランピッチャー。女性性器特有の故障や血栓塞栓症には注意。

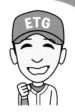

このチームの強み・弱みと注目ポイント

エストロゲンがエストロゲン受容体に結合するのを妨げることによって（タモキシフェン）、エストロゲン受容体に結合して、その受容体そのものを壊し続けることによって（フルベストラント）、がん細胞の増殖を抑える。エストロゲンを筋肉にたとえると、筋肉隆々のパワー系打者（がん細胞）を抑えるピッチャーである。

ホルモン薬特有のホットフラッシュ、不眠、抑うつ症状とは別に、骨髄抑制や血栓塞栓症などもあるが、他チームと比べて副作用は軽度である。

14

チームエストロゲン：抗エストロゲン薬

（福井梨乃）

タモキシフェン（ノルバデックス®）

経口薬

パワー系打者に強い経験豊富なベテランピッチャー。試合の前半・後半にかかわらずいつでも大活躍するが、チームメイト（併用薬）と喧嘩することも。

(略 号) TAM (年 俸)【錠剤】10mg ¥89、20mg ¥174

この選手の強み・弱みと注目ポイント

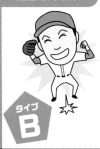

タイプ **B**

安価で、1日1回経口で服用する。**閉経前乳がんの手術後の内分泌療法に5〜10年のタモキシフェンの投与が推奨**されており、試合の前半・後半（閉経前後）通して、また**転移のある進行再発の乳がんにも使用**するため、長きにわたって大活躍。ただし、抗うつ薬などのチームメイト（併用薬）と喧嘩（相互作用）することがあり、併用薬の確認が重要。副作用はホットフラッシュ、無月経・月経異常、子宮体がん、血栓塞栓症など。服用を継続するとホットフラッシュは次第に軽減。不正出血などの異常な婦人科学的症状があれば、婦人科受診を勧める。

DATA
催吐性リスク▶**最小度**
適応のがん種▶**乳がん**
主な副作用▶**血栓塞栓症、子宮内膜症・筋腫**
代謝経路▶**肝代謝（CYP3A4、CYP2D6）、胆汁排泄**
主なレジメン▶**タモキシフェン単剤**

チャートでキャッチ！この製剤のクセ

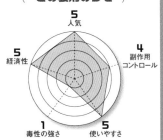

人気 5
副作用コントロール 4
使いやすさ 5
毒性の強さ 1
経済性 5

ファン（患者さん）からの Q & A

Q 薬の飲み合わせは大丈夫？

A タモキシフェンは、ワルファリンと併用するとワルファリンの効果が増強したり、パロキセチンと併用するとタモキシフェンの効果が減弱したりする。併用薬は薬剤師に確認してもらおう。

（福井梨乃）

フルベストラント
（フェソロデックス®）

パワー系打者に強い経験豊富なベテランピッチャー。試合の前半・後半にかかわらずいつでも大活躍する。投球の瞬間の痛みや硬結に注意。

（略号）FLU　（年俸）【注射】250mg ￥38,801

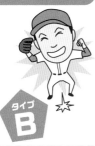

**この選手の
強み・弱みと
注目ポイント**

タイプ
B

　登板当初は試合に出る間隔が短く（初回、2週間後、4週間後）、慣れてきたら4週間ごとに1回試合に出場し、左右の殿部に1筒ずつ計2筒を筋肉内注射する。試合前半（閉経前）は他チーム（LH-RHアゴニスト製剤とCDK4/6阻害薬）と共闘して、試合後半（閉経後）は単独もしくは共闘することも。副作用は投球の瞬間の殿部の疼痛や硬結（注射部位反応）、ホットフラッシュ、関節痛や頭痛、血栓塞栓症などがある。タモキシフェンに比べて子宮内膜のリスクは少ない。

DATA
催吐性リスク▶最小度
血管外漏出による皮膚障害のリスク▶なし（筋肉注射のため）
適応のがん種▶乳がん
主な副作用▶注射部位反応、ほてり、関節痛
代謝経路▶胆汁排泄
主なレジメン▶ FLU＋LH-RHアゴニスト製剤＋CDK4/6阻害薬（閉経前）、FLU単剤（閉経後）

チャートでキャッチ！
この製剤のクセ

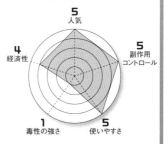

5 人気
5 副作用コントロール
4 経済性
1 毒性の強さ
5 使いやすさ

ファン（患者さん）からの Q & A

Q　薬の値段はどれくらい？

A　フルベストラントは4週間に1回、1回に2筒使用するため、薬価が月に約77,000円、3割負担だと月に約23,000円になる。CDK4/6阻害薬は薬価が月に約50万円、3割負担だと月に約15万円となり、併用の場合は高額となる。

（福井梨乃）

2イニング　引用・参考文献

1　チームアルキル：アルキル化薬（p.32〜39）

1）国立がん研究センター内科レジデント編．がん診療レジデントマニュアル．第8版．東京，医学書院，2019，490．

2）日本臨床腫瘍学会編．新臨床腫瘍学：がん薬物療法専門医のために．改訂第6版．東京，南江堂，2021，242．

3）日本がん看護学会編．外来がん化学療法看護ガイドライン1抗がん剤の血管外漏出およびデバイス合併症の予防・早期発見・対処．2014年版．東京，金原出版，2014，51．

4）日本癌治療学会編．制吐薬適正使用ガイドライン．2015年10月（第2版）．東京，金原出版，2015．28．

3　チームアンチビオ：抗がん性抗生物質（p.46〜55）

1）日本癌治療学会編．制吐薬適正使用ガイドライン．第2版．東京，金原出版，2015，112p．

2）Stephanie JL. et al. American Sciety of Clinical Oncology Recommendations on Fertility Preservation in Cancer Patients. J Clin Oncol. 24（18），2006，2917-31．

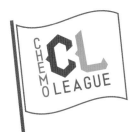

ロッカールーム
監督ルーム
データルーム

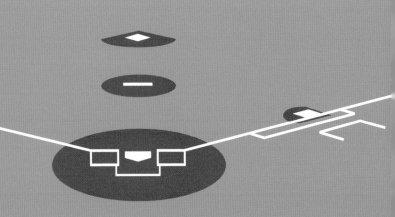

薬剤師が語る注射薬調製・投与時の要注意ポイント

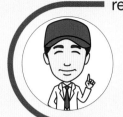

槙原克也（まきはら・かつや）淀川キリスト教病院 薬剤部 係長

　抗がん薬には溶解後の安定性や物理化学的性質により、調製時から投与時に至るまでの段階で注意が必要な薬剤が存在します。

懸濁時の泡立ちに注意する薬剤

　アルブミン懸濁型パクリタキセル（ナブパクリタキセル：アブラキサン®）はヒト血清由来のアルブミンを含み、調製時は非常に泡立ちやすいため、生理食塩液をゆっくりと注入して5分以上静置する必要があります。また、懸濁液は安定性を維持するために、生理食塩液に入れて希釈しないこととされています。そのため、懸濁用に用いた生理食塩液の残液をすべて抜き取って空にした状態にし、懸濁液を空のバッグにゆっくりと注入する必要があります。したがって、ほかの抗がん薬と比べて一連の調製作業には時間がかかります。

遮光が必要な薬剤

　ダカルバジンは光によって分解されやすく、その**分解産物が血管痛の原因となります**。そのため、調製時から点滴バッグを遮光し、投与時には点滴ルートもアルミ箔や点滴ルート用遮光袋などで遮光しながら点滴します。

　ゲムツズマブオゾガマイシンも同様に光の影響を受けやすいため、調製の段階から投与終了に至るまで、点滴バッグを遮光します。

調製後投与完了までの時間が短い薬剤

一方、安定性の問題により、調製後から投与終了までの時間が短く設定されている薬剤もあります。**調製後から投与終了までの時間が、アザシチジンは1時間以内、メルファランは1.5時間、ペントスタチンは2時間、アムルビシン、ベンダムスチン、ラニムスチンは3時間以内と短く設定されている**ことから、入院患者などに投与される場合は投与開始時刻をあらかじめ確認しておく必要があります。

使用ルートに注意する薬剤

投与時に使用する点滴ルートに注意が必要な薬剤も多数あります。

1. インラインフィルターを使用する薬剤

インラインフィルターを有する点滴ルートを使用する必要がある薬剤は、パクリタキセル、パニツムマブ、テムシロリムス、ゲムツズマブオゾガマイシン、ラムシルマブ、ニボルマブ、イピリムマブなどがあります。これらの薬剤は溶解後に結晶が析出する可能性があることや、タンパクの微粒子をわずかに認めることがあるため、フィルターを介して投与する必要があります。

2. インラインフィルターを避ける薬剤

逆に、インラインフィルターを有する点滴ルートの使用を避ける薬剤もあります。エトポシドはセルロース系のフィルターを溶解するとの報告があり、**アルブミン懸濁型パクリタキセルやリポソーマルドキソルビシン（ドキシル®）はフィルターの目詰まりを起こす**ため、使用しないこととされています。

3. DEHPを含むルートを避ける薬剤

そのほか、ポリ塩化ビニル（PVC）の可塑剤であるフタル酸ジ-2-エチルヘキシル（DEHP）を含む点滴ルートを避ける薬剤もあります。**パクリタキセル、エトポシド、エノシタビンはDEHPを点滴ルートから溶出させる**可能性があるため、DEHPフリーの点滴ルートを使用する必要があります。DEHPは環境ホルモンとして、動物実験では肝機能障害、発がん性、催奇形

性の報告があり、人体へも影響を及ぼす可能性があります。

薬剤師だけが知っているウラ話

　ダカルバジンやゲムツズマブオゾガマイシンは、調製の段階から点滴バッグを遮光しますが、調製の際には安全キャビネットの蛍光灯を消灯します。そのため、安全キャビネット内が暗くなり、調製に用いるシリンジの目盛りが読み取りにくく、さらに溶解液内の浮遊物も確認しにくいというわずらわしさがあります。

　また、アルブミン懸濁型パクリタキセルの調製時に5分間の静置とその後粉末の完全溶解に時間がかかりますが、夏場に比べて冬場のほうが時間がかかるように感じます。正式なデータはありませんが、溶解速度は温度の影響を受けるのかもしれません。

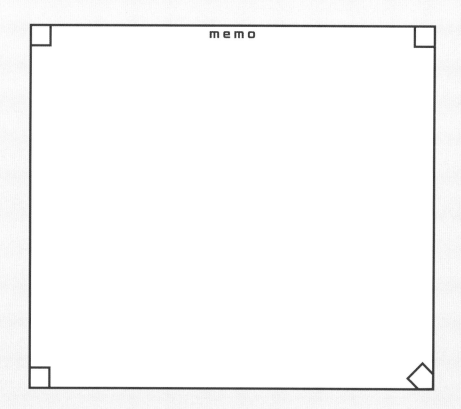

memo

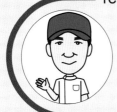

看護師が語る
曝露対策の要注意ポイント

浅野耕太（あさの・こうた）　京都第二赤十字病院 外来化学療法センター　看護師長／がん看護専門看護師

はじめに

　がん薬物療法で取り扱う抗がん薬は、腫瘍を縮小する目的に使用される一方で、人体に影響を及ぼす可能性がある薬剤です。健康上への有害な影響を及ぼす、もしくは疑われる化学物質のことを hazardous drugs（HD：ハザーダスドラッグ。以下 HD）といいます。

　ガイドラインでは、「①発がん性（人に発がんを引き起こす）、②催奇形性（胎児の発達障害、奇形を引き起こす）、③生殖毒性、④低用量での臓器毒性、⑤遺伝毒性、⑥前記基準によって有害であると認定された化学構造および毒性プロファイル」[1] これらの 6 つの特性のうち、1 つ以上に該当した薬剤がHD と分類されます。抗がん薬は代表的な HD であり、抗がん薬以外でもHD があるため今回は割愛しますが、本来はこれらの薬剤の取り扱いについて熟知する必要があります。

　抗がん薬を使用することは、医療者だけでなく、患者・家族など患者の周辺にも健康上の影響が及ぶ可能性を含んでいます。そのため、わたしたち医療従事者だけでなく、それを使用する患者本人や家族が、HD の曝露による健康被害を最小限に抑えて取り扱う必要があります。

　このロッカールームでは、医療従事者、患者、家族がどのような曝露対策を取ればよい（取るべき）かについて考えていきましょう。

＊曝露[1]：化学物質や病原体に生体がさらされること。
＊職業性曝露[1]：健康への有害な影響を及ぼす、もしくは疑われる物質に、医療などの職業に従事することでさらされること。

医療者が取り組む曝露対策

　医療者が HD や曝露対策についての正しい知識の習得や、HD の取り扱い方法について学ぶことで、曝露のリスクを軽減することにつながります。これはチームのうち 1 人だけが頑張って取り組むことで成果が上がるものではなく、あくまでチーム全員で曝露対策を行うことで成果を上げるために全員の参加が必要です。

　曝露対策の教育は看護師だけでなく、医師、薬剤師、HD を運搬する助手、清掃業者などを含めた医療従事者すべてが教育を受けることが望ましいです。

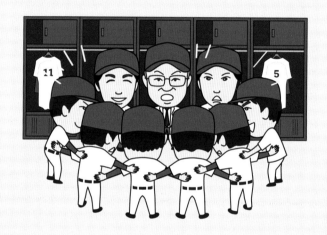

　曝露対策として、よくみかけるのが、ヒエラルキーコントロール（p. 185図）。これは、もともとは、抗がん薬の曝露対策に限ったものではなく、米国労働安全衛生局（OSHA）が提唱する職場での安全衛生プログラムの一つです。ヒエラルキーコントロールは、環境から労働者の安全を守るための方法です。最も効果が高いのは最上位である一方で、最下位であるほど、難易度は低く、効果が低いことを示しています。これらのリスクを管理するにあたり、より安全性や信頼性が高いものを選択し、よりコストが低く実現できるものを選択することが望まれます。

抗がん薬のヒエラルキーコントロール

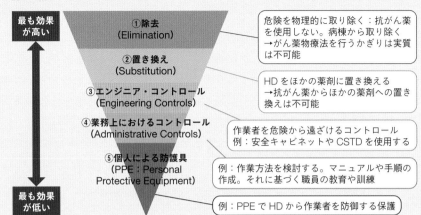

最も効果が高い	①除去 (Elimination)	危険を物理的に取り除く：抗がん薬を使用しない。病棟から取り除く →がん薬物療法を行うかぎりは実質は不可能
	②置き換え (Substitution)	HDをほかの薬剤に置き換える →抗がん薬からほかの薬剤への置き換えは不可能
	③エンジニア・コントロール (Engineering Controls)	
	④業務上におけるコントロール (Administrative Controls)	作業者を危険から遠ざけるコントロール 例：安全キャビネットやCSTDを使用する
最も効果が低い	⑤個人による防護具 (PPE：Personal Protective Equipment)	例：作業方法を検討する。マニュアルや手順の作成。それに基づく職員の教育や訓練
		例：PPEでHDから作業者を防御する保護

文献2を参考に作成

　では、わたしたちは実際にどのような場面で抗がん薬の曝露に気をつけなければいけないのでしょうか。例えば、直接HDに触れることで、皮膚や粘膜から吸収され曝露することは容易に想像できます。そのほかにも、HDで汚染された注射の針刺し事故、薬剤のエアゾールを吸収したとき、HDで汚染された食品を摂取するときなどが想像されます。医療者一人ひとりがそのような曝露の機会を低減できるかが、わたしたちの健康を守る意味でも非常に重要です。

どのような場面で曝露するのか？

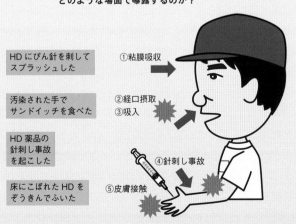

HDにびん針を刺してスプラッシュした　①粘膜吸収

汚染された手でサンドイッチを食べた　②経口摂取 ③吸入

HD薬品の針刺し事故を起こした　④針刺し事故

床にこぼれたHDをぞうきんでふいた　⑤皮膚接触

具体的な曝露対策

抗がん薬は、施設ごとに指定されている作業エリアで、曝露しないように特別な安全キャビネット下での調製作業を行う必要があります。逆にいうと、曝露対策の観点より、これらの作業は病棟や外来にある"オープンな点滴作業台で行うべき作業ではない"と認識すべきです。

ガイドラインに基づき、各施設でマニュアルやルールが作られています。まずは、それらの決まりをがん薬物療法に携わる医療従事者が全員で熟知して、遵守することが曝露対策をより効果高く実施できます。

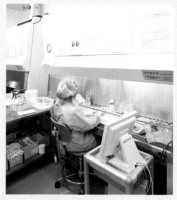

安全キャビネット下での調製作業

CSTD

CSTD（closed system drug transfer device）は、点滴ボトル内への外部の汚染物質が混入しない、そして、点滴ボトル外へ HD が漏れない・気化しないように防ぐ器具です。製品ごとの使用方法を正しく使用できることが重要です。CSTD は一般的には、抗がん薬を調製する際に使用される「調製用CSTD」と、投与時に HD が外部へ漏出しないように使用される「投与用CSTD」があります。各製品ごとに仕様が異なるため、適切に使用するためのトレーニングを行います。

PPE

PPE（personal protective equipment）は、ゴーグル、ディスポーザル手袋、ガウン、マスクなどの個人防護具を指し、これらを場面に応じて適切に使用することで、個々の医療従事者の曝露の機会を低下させることを目指します。HD を使用する場面ごとの PPE についての適切な装着、脱衣、破棄について、おのおのが理解しておく必要があります。

1. 手袋

　手袋については、ニトリル製、ラテックス製など、抗がん薬の透過試験を通過したパウダーフリー製品を使用するようにします（パウダーは HD を吸収したり汚染の可能性を高めたりするために、パウダーフリーにする）。

適切な PPE を選択する

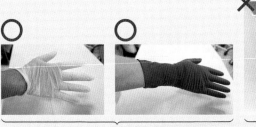

透過試験をクリアしたニトリル製の手袋　　プラスチック製の手袋

　手袋は使用前に破損がないかを確認します。ガウンの袖口の下に 1 組手袋をして、ガウンの上からもう一組の手袋をすることで曝露の機会を減らします。

　手袋に破損がみられた場合や、HD が明らかに付着した場合は交換します。また、おのおのの手袋の添付文書を確認し、推奨されている時間での定期的な交換を行います。

　手袋を外すときには、汚染された面を触れないようにして外し、再使用しません。

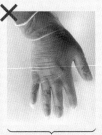

メーカーの文書ごとの設定時間での交換

破損はないか

パウダーフリー

二重手袋の上側はガウンの上から装着

手袋

手袋の外しかた

2. ガウン

　ガウンは薬物の浸透が低いポリエチレンでコーティングされた素材で長袖のものを使用します。ガウンは HD の取り扱いが終了したとき、汚染されたとき、HD を取り扱わない区域に出るときに破棄します。

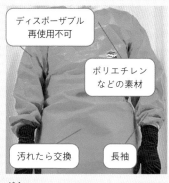

ディスポーザブル
再使用不可

ポリエチレン
などの素材

汚れたら交換

長袖

ガウン

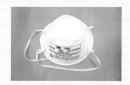

マスク

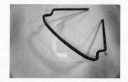

ゴーグル

3. マスク

HD の吸入による曝露のリスクが考慮される場合には、N95 マスクが推奨されます。

4. ゴーグル

HD の飛散が予測される場合に、ゴーグルやフェイスシールドの使用を考慮します。

5. その他

HD の交換などの作業は、目の高さより低い位置で行います。投与後の HD は、ジッパー付きプラスチック袋に入れて HD の廃棄物容器に廃棄します。

スピルについて

がん薬物療法に携わる看護師は、HD がこぼれたときにどのように対応するかについての教育を受けなければなりません。スピルの規模や場所に応じて、できるだけ汚染が広がらないようにすばやく清掃に取りかかることが重要で

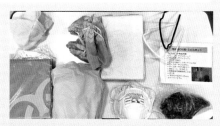

筆者の施設で用いているスピルキット

す。各病棟や部署にあるスピルキットの中にあるガウン、手袋、ゴーグル、

マスクなどの適正な PPE の装着や、スピルしたときの対処手順についての教育が必要です。

患者が取り組む曝露対策

　在宅で経口抗がん薬のような HD を管理する場合、患者が自宅で曝露対策を適切に行うことで、家族など周囲の人々への曝露を最小限にとどめることができます。

　自宅では、経口抗がん薬や FOLFOX や FOLFIRI で用いるインフューザーポンプなど、HD に接触する機会があります。また、HD がスピルすることや排泄物の処理などは患者だけでなく、家族にも取り扱いについての指導が必要となります。

1. HD の管理

　食料品、飲料水などの口にするものの近くに置いたり保管したりすることを避けます。ほかの家族、特に子どもやペットが直接触れることのできない場所に置き、容器やピルケースに入れて保管します。インフューザーポンプや錠剤に家族が直接接触しないよう、指導します。やむを得ず、家族が取り扱う機会があるときには、使い捨て手袋をして取り扱うことを伝えます。

2. 自宅での排泄物やリネン類の取り扱い

　患者の尿、便、吐物などの体液は、HD 投与後であれば残存している可能性があります。特に 48 時間以内の排泄物の取り扱いについて、家族が取り扱う際には使い捨て手袋を使用して取り扱います。トイレは飛び散らないようにふたをして、流してもらいましょう。排泄物が残存しないよう、2 度流しを推奨します。

●引用・参考文献●
1) 日本がん看護学会, 日本臨床腫瘍学会, 日本臨床腫瘍薬学会. がん薬物療法における職業性曝露対策ガイドライン 2019年版. 東京, 金原出版, 2019.
2) OSHA. Recommended Practices for Safety and Health programs.
https://www.osha.gov/sites/default/files/OSHA3885.pdf
3) Martha, P. et al. eds. Safe Handling of Hazardous Drugs 3nd Edition. Oncology. 2018.
4) Martha, P. "Chapter 12. Safe Handling of Hazardous Drugs", Chemotherapy and Immunotherapy Guideline and recommendations for practice. ONS, 2019, 235-50.

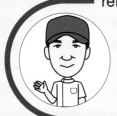

看護師が語る
在宅での服薬指導の
要注意ポイント

浅野耕太（あさの・こうた）　京都第二赤十字病院　外来化学療法センター　看護師長／がん看護専門看護師

はじめに

　経口抗がん薬は、近年、経口分子標的薬の登場でがん治療のさらなる進歩もあり、新たな薬剤の承認が増加しています。経口抗がん薬はカプセルや錠剤など携帯できる形状であることから、利便性が高く、自宅以外でも内服でき治療の場所を選びません。また、経静脈投与と比較して、経皮的に針を刺さなくてもよいという非侵襲的な特徴があるため、患者にとっては苦痛を伴いません。さらに、通院する間隔が注射薬に比べて比較的に長いことも、自宅で過ごす時間が多くなるために多くの患者に好まれています。

経口抗がん薬のメリット・デメリット

1. メリット
・自宅で仕事や学校などの生活を送りながら、治療が可能。
・治療の場所を選ばない。
・治療期間の間隔が長い。
・通院時間、病院での滞在時間が短い。
・注射などの侵襲的な治療ではなく、経口のために治療の所要時間が短い。

2. デメリット
・飲み忘れや誤薬が起こる可能性があるために、患者・家族による管理が必要。
・治療の効果が、患者のアドヒアランスに依存している。
・費用が比較的高価なものもある（分子標的薬）。

・食物や消化管の影響を受ける。

・多剤併用による有害事象（副作用）の出現の可能性がある。

・曝露対策が必要（自宅で HD を管理するリスク）。

・自宅で患者自身のセルフモニタリングが必要となり、副作用が強く出現するリスクがある（休薬の判断が必要）。

主な経口抗がん薬の指導のポイント

1. 経口抗がん薬の作用機序について

経口抗がん薬は大きく分けて、殺細胞性抗がん薬、分子標的薬、ホルモン薬の 3 種類に分類され、それぞれ作用機序や副作用が異なるために、それらの特徴について理解してもらう必要があります。

①服用方法について

経口抗がん薬は、決められた時間に決められた分量を内服してもらうことが、治療の成果につながります。そのため、患者の服薬方法に対する十分な理解が必要となってきます。経口抗がん薬においては、治療期間と休薬期間が定められている薬剤もあれば、毎日定期的に内服するものもあります。その薬剤がどういったスケジュールなのかを認識する必要があります。また、注射薬との組み合わせもあるため、患者に " いつのタイミングで注射薬があるのか " についても治療前に説明し、十分に理解していることを確認していきます。

たとえば、Capox 療法を例にすると

3 週間ごとの治療スケジュール。
注射薬（オキサリプラチン）は day1 に投与。
内服薬（カペシタビン）は day1-day14 に投与。

休薬期間

Day1　Day8　Day15　Day21

191

②費用について

　経口抗がん薬のなかでも、分子標的薬はかなり高額になります。もちろん、健康保険の適用はありますが、支払い額に驚かれるケースもあるため、事前におおよその概算をお伝えしておきます。また、高額療養費制度や限度額適用認定証の申請についても、あらかじめ情報をお伝えします。

2. 経口抗がん薬とアドヒアランス

　経口薬を使用した治療の可否は、患者の治療に対するアドヒアランスに大いにかかわってくるために、看護師がアドヒアランス向上に向けた取り組みを行うことが重要です。以前であれば、「コンプライアンス」という用語が経口薬のポイントとしてあげられましたが、近年では、服薬に関する「アドヒアランス」が経口薬の治療のポイントとなっています。

　「コンプライアンス」はどちらかといえば、医療者からの指示に一方的にしたがうことを意味します。一方で、「アドヒアランス」は、患者が医療者から推奨された治療方法について十分に納得して同意したうえで、推奨する治療方法（服薬、食事、生活習慣など）について患者自身が主体的に参加することを意味します。その結果、患者の治療へのアドヒアランスは、生存率、奏効率の低下、疾患の進行、死亡リスク、医療費の増加などに影響するといわれています[1]。

　そのため、医療従事者はアドヒアランスの阻害要因を評価して、患者や家族に対するサポートを多職種で行っていく必要があります。

　経口抗がん薬の治療を阻害する要因として、①患者要因、②治療関連要因、③医療チーム関連要因があげられます[2]。

　例えば、経口抗がん薬が処方された用量や時間に内服できていないことを発見したとします。その際には、"飲めていない"ということだけに問題をフォーカスするのではなく、"なぜアドヒアランスが低下しているのか"を多職種で検討して介入していく必要があります。

　介入の一例としては、経口抗がん薬による副作用に対するマネジメントを行います。例えば、倦怠感が強くて内服が困難であれば、倦怠感のマネジメントを検討します。また、患者の薬剤や副作用への不安があり、内服をためらっている場合は、その不安を傾聴し、軽減できるようにかかわります。疑問があれば相談できる連絡先や窓口の紹介も検討します。

アドヒアランスに影響する要因

患者の要因

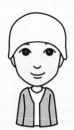

年齢、心理・精神状態、教育
レベル、健康への信念、ソーシャル
サポート、社会や経済的な要因、
体調、副作用の有無など

薬剤や治療の要因

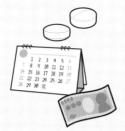

レジメンの複雑さ、内服する
ことへの負担感、
治療期間、コストなど

医療の要因

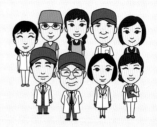

医療従事者との関係性、
ケアに対する満足度、
保険の範囲、
治療前の教育など

　経口抗がん薬のアドヒアランスを高めていく試みは、当然ながら、病院の看護師だけで課題解決は難しいです。施設内での医師、薬剤師との連携にとどまらずに、地域の調剤薬局、クリニックや往診医、訪問看護、訪問介護など、さまざまな医療従事者との連携を行っていくことが、患者の希望する治療をより安全に、確実にできるポイントだと考えます。

●引用・参考文献●

1）Thomas, MA. et al. The Association Between Patient-Reported and Objective Oral Anticancer Medication Adherence Measures: A Systematic Review. Oncol Nurs Forum. 43（5）, 2016, 576-82.

2）Susan, JM. "Chapter eleven, Case-Based Management Strategies and Patient Education", Guide to Cancer Immunotherapy. Suzanne, W. et al. eds. ONS, 2018, 288-302.

3）Getting Oral or Topical Chemotherapy. American Cancer Society. https://www.cancer.org/treatment/treatments-and-side-effects/treatment-types/chemotherapy/oral-chemotherapy.html

4）Kristin, M. et al. "CHAPTER 12. Strategies to Improve Adherence to Oral Cancer Therapies", Clinical Guide to Antineoplastic Therapy: A Chemotherapy Handbook（Fourth Edition）. ONS, 2020, 875-90.

5）Mary, KA. et al. "Chapter 4. Overview of Cancer and Cancer Treatment", Chemotherapy and Immunotherapy Guidelines and Recommendations for Practice. ONS, 2019, 25-50.

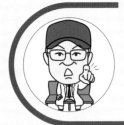

臓器監督が語る
がん種別チーム戦略！

森本茂文（もりもと・しげふみ）神戸市立西神戸医療センター 薬剤部　薬剤部長
槙原克也（まきはら・かつや）淀川キリスト教病院 薬剤部　係長

エース、リリーフ、期待の新人……3つの療法の使い分け

　標準療法は、臨床試験を積み重ねた結果、エビデンスとして確立された、現時点で最も効果的な治療法であり、先発投手いわば絶対的なエースです。**臨床試験での治療**は、エースを支えるリリーフ（中継ぎ）的な役割で、采配によっては十分な効果を発揮します。**最新療法**は、近年のドラフト1位指名投手で、プロの世界で通用するか（今後の効果）を検証する必要のある化学療法です。

　この3つの療法の使い分けは、手堅く抑える場合は絶対的なエースである標準療法、強気で攻める場合は臨床試験の療法や最新療法となります。本コーナーでは、がん種別に、それら3つの療法について野球チームの監督になった立場で考えていきます。

チームで安全・有効ながん薬物療法を実施しよう

　標準療法と比較し優れた治療成績を示す新たな最新がん薬物療法は、次々と臨床試験で開発されています。またがん薬物療法の実際は、がん患者の増加、副作用対策の充実、患者のQOLの向上目的などで、入院から外来に移行しています。

　一方、抗がん薬は重篤な副作用を発現する可能性が高いため、投与量、期間、間隔、副作用などを正確に管理することが必要とされます。しかし多忙な医師だけでは正確な管理に限界があるため、そのときどきの患者個々の状態や副作用の細かな観察は、メディカルスタッフが医師の診察前に予備診察

（予診）で実施し、その情報を診療カルテに記録することで、医師の診察を助け、安全かつ適切ながん薬物療法が実現すると期待されます。

　医師だけでがん薬物療法を管理、施行する時代は終わり、今後は、医師、看護師、薬剤師を中心とした多職種がチームを組み、安全で有効ながん薬物療法を安心して実施する時代が到来しています。そのためには抗がん薬の性質を十分に学び、実際にがん薬物療法の管理の経験を積むことが重要です。

●引用・参考文献●
1）　日本臨床腫瘍薬学会監修. 改訂第6版がん化学療法レジメンハンドブック. 東京, 羊土社, 2019.

[臨床指導（投手コーチ）]
奥野敏隆（神戸市立西神戸医療センター 乳腺外科）
松浦正徒（同　外科）
中西真也（同　薬剤部　主査）

（森本茂文）

標準療法

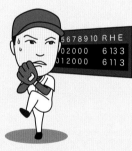

手堅く粘り強く！

最新療法

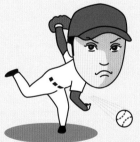

強気で攻める！

臨床試験での
治療

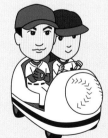

エースを救援！

胃がんチーム

術後補助化学療法

手堅く抑える！

■ S-1 単独療法
　術後補助化学療法。1年間の経口投与が標準療法。

確実に抑える！

■ S-1 ＋ DTX 療法
　強力打線（高悪性度）を警戒した術後補助療法。

（森本茂文）

胃がんチーム

切除不能進行・再発療法

手堅く抑える！

■ S-1 ＋ CDDP（SP）療法、XP 療法
　フッ化ピリミジン系薬剤＋白金系薬剤は手術不能進行・再発例の絶対的エース（HER2 陰性の標準療法）。

■ SOX 療法または CapeOX 療法

　二軍から一軍に昇格（オキサリプラチンが 2014 年 9 月保険適用）し、外来でも使用可能。投球コントロールの不良（副作用としてしびれ）なときがあるため注意。

■ FOLFOX 療法

　元来、切除不能進行・再発大腸がん攻略のエース。胃がんに対するエースとの比較はないが、2017 年 3 月、大腸がんチームから移籍。経口投与ができない場合の控え。

強く抑える！

■ S-1 ＋ CDDP（SP）または XP 療法＋トラスツズマブ併用

　パワーのある外国人バッター（20% 程度の胃がん症例に HER2 過剰発現）には、トラスツズマブで苦手なコースを攻めるのが最適。

中継ぎで抑える！

■ パクリタキセル＋ラムシルマブ療法

　ラムシルマブはコントロールもよく（副作用は許容範囲）、リリーフピッチャー（フッ化ピリミジン系薬剤および白金系薬剤が無効であった症例の 2 次治療）として活躍が期待される大型新人ピッチャー。

■ Weekly nab-PTX ＋ラムシルマブ療法

　リリーフピッチャー（フッ化ピリミジン系薬剤が無効であった症例の 2 次治療）として活躍が期待される大型新人ピッチャー。

延長戦で抑える！

全身状態がよい場合、登板の可能性がある（3 次療法）。

■ ニボルマブ

　免疫関連有害事象（immune-related adverse events；irAE）に注意し起用。

■ トリフルリジン・チピラシル

　白血球・血小板減少がみられるため、採血結果の十分な確認が必要。

救援スタイルで攻める！

■ イリノテカン
　腸閉塞、黄疸、間質性肺炎、腹水がある場合は禁忌。

（森本茂文）

大腸がんチーム
術後補助化学療法

手堅く抑える！

■ 5-FU ＋ I-LV 療法、UFT ＋ LV 療法、カペシタビン単独療法
　再発リスクの低い場合や看板ピッチャーが使えないとき（オキサリプラチンが使えない場合）の 5-FU ＋ I-LV 療法、カペシタビン単独療法、高齢者に対する UFT ＋ LV 療法がある。

確実に抑える！

■ m-FOLFOX 療法、XELOX 療法（術後補助化学療法）
　先発ピッチャーとして 6 カ月が標準療法。

（森本茂文）

大腸がんチーム
切除不能進行・再発療法

手堅く抑える！

■殺細胞性抗がん薬＋分子標的薬（以下、切除不能進行・再発療法）

　フルオロウラシル、オキサリプラチン、イリノテカンの３本柱から２剤併用の先発レジメン（FOLFOX療法、FOLFIRI療法、XELOX療法、SOX療法、IRIS療法）で抑え込む。ベバシズマブの併用も効果が期待できる。打撃のバリエーションのあるバッター（RAS遺伝子変異）以外には、分子標的薬（セツキシマブ、パニツムマブ）併用が可能。

中継ぎで抑える！

■FOLFIRI＋ラムシルマブ or アフリベルセプト

　中継ぎ（２次治療）として、大型新人ピッチャーの２つの分子標的薬が使用可能。

■ペムブロリズマブ

　全身状態がよく苦手なコースを持つ（MSI-High）バッターの場合、登板の可能性がある。免疫関連有害事象（irAE）に注意し、起用する。

強気で攻め、一発逆転（全生存期間延長＋症状緩和）を狙う！

■FOLFOXIRI療法

　フルオロウラシル、オキサリプラチン、イリノテカンの３本柱の投手を一気に使う。２剤併用レジメンと比較すると効果は優越性を示し、副作用も支持療法でカバーでき、さらにベバシズマブの併用も効果があることから、将来を期待されるエースになれる、かも？

救援スタイルで攻める！

■レゴラフェニブ、トリフルリジン・チピラシル
　前述の殺細胞性抗がん薬 3 剤＋分子標的薬による治療効果がみられなくなった場合、救援投手（サルベージライン）としての新規殺細胞性抗がん薬。レゴラフェニブによる皮膚障害がみられるため、治療支援科（皮膚科など）との連携やトリフルリジン・チピラシルにより白血球・血小板減少がみられるため、採血結果の十分な確認が必要。

（森本茂文）

乳がんチーム

術後補助化学療法

手堅く抑える！

**■アントラサイクリン系薬剤（AC、Dose-Dence AC、FEC、EC 療法）
＋パクリタキセル毎週投与 or（アルコール不耐の場合はドセタキセル 3
週投与）**
　看板エースピッチャーで抑え込む。
■ TC（ドセタキセル＋シクロホスファミド）療法
　再発リスクの低い場合や看板ピッチャーが使えないとき（心臓疾患、アルコール不耐など）の期待のエース。
■ CMF 療法
　高齢者、副作用が気になる患者に起用される控え投手。

確実に抑える！

■パクリタキセル＋トラスツズマブ療法
　パワーのある外国人バッター（HER2 受容体陽性）に、苦手なコースを
ついていくのが最適。

(森本茂文)

乳がんチーム
切除不能進行・再発療法

前半戦（内臓転移なし）、ドラフト上位のスタミナ十分な ピッチャーで強気に攻め、無得点に抑え込む！

ドラフト上位投手（CDK4/6 阻害薬）を用法、副作用で使い分け
■パルボシクリブ＋レトロゾール or フルベストラント
　3 週投与 1 週休薬。ときどき乱調（血液毒性などの副作用）するので注意。
■アベマシクリブ＋非ステロイド性アロマターゼ阻害薬 or フルベストラント
　連日投与。ときどき乱調（下痢などの副作用）するので注意。最強（効
果）であるが乱調（副作用）も多い。

ドラフト次位投手（mTOR 阻害薬、二重チロシンキナーゼ阻害薬）で攻
める
■エベロリムス＋エキセメスタン
　先発（術後補助化学療法）としての実績（有効性、安全性）はまだ確立
していない。ときどき乱調（口内炎、間質性肺炎、耐糖能異常などの副作

用）することがあるため注意。

■ラパチニブ＋アロマターゼ阻害薬

　パワーのある外国人バッター（閉経後、ホルモン受容体陽性、HER2陽性）には、苦手なコースをついていくのが最適。

後半戦（内臓転移あり）、手堅く抑える！

■内分泌療法＋化学療法

　ホルモンレセプター陽性の場合、はじめは変化球（タモキシフェン、LH-RHアゴニスト、アロマターゼ阻害薬）で、ダメなら直球（化学療法）で攻める。

後半戦（内臓転移あり）、強く抑える！

■タキサン系薬剤＋トラスツズマブ（＋ペルツズマブ）

　パワーのある外国人バッター（HER2受容体陽性）には、苦手なコースをついていくのが最適。

■トラスツズマブ・エムタンシン（T-DM1）

　パワーのある外国人バッター（HER2受容体陽性）に初回打席でホームランをあびた場合は、速球と変化球を投げ分けるリリーフピッチャー（抗体薬物複合体）で三振を狙う。

■アントラサイクリン・タキサン系薬剤（＋第一選択薬以外）

　強打者（トリプルネガティブ）では、初回から剛速球投手のアントラサイクリン・タキサン系薬剤で攻め、そのあと、エリブリン、カペシタビン、ビノレルビン、ゲムシタビン、ベバシズマブ、S-1（3次療法）で続け。

救援スタイルで攻める！

■ラパチニブ＋カペシタビン

　それでもパワーのある外国人バッター（HER2受容体陽性）に、連続ホームランを浴びた場合は、スローカーブの投げられる救援投手（サルベージライン）を……。

■メドロキシプロゲステロン

　食欲増進などQOL向上を狙った救援投手。

（森本茂文）

肺がんチーム

切除不能進行・再発非小細胞肺がん

手堅く抑える！

■免疫チェックポイント阻害薬＋白金併用化学療法

　PD-L1 の発現状況にかかわらず、がん細胞を抑えこむことができる絶対的エース。ストライクゾーンが広く、間質性肺炎や自己免疫疾患などの危険要素がなければ、先発ピッチャーとして長く活躍することが期待できる。

■ベバシズマブ＋ペメトレキセド療法

　リリーフ（中継ぎ）の役割を果たす投手。先発ピッチャーが 4 回（4 コース）を投げたあとの維持療法として投げ続ける。ただし、扁平上皮がんを苦手としており、扁平上皮がん以外を相手にする局面でマウンドに立つ。

■ドセタキセル療法

　2 番手以降で抑えとしての役割を果たすベテラン投手。組織型に関係なく一定の効果を示すことから、若手選手が次々と登場するなかでもチームの要となる選手の一人。ラムシルマブとバッテリーを組むこともある。

■ EGFR チロシンキナーゼ阻害薬

　EGFR 遺伝子変異がある場合に強力な効果を発揮する投手。先発から中継ぎ、抑えまでどの局面で投げても効果を発揮することができる。

強気で攻める！

■イピリムマブ＋ニボルマブ＋白金併用化学療法

　当たれば長期生存を期待できるスター選手。ただし、免疫関連有害事象（irAE）の発症が比較的多いのが懸念材料である。

（槙原克也）

前立腺がんチーム
切除不能進行・再発前立腺がん

手堅く抑える！

■ CAB 療法

　先発ピッチャーとして前立腺がんの中心的役割を担う。ホルモン薬のさまざまな組み合わせ方法があることから、球種は多彩であり、かつ登板期間は長期にわたる。

■ ドセタキセル＋プレドニゾロン療法

　あらゆるホルモン薬が耐性となった場合に登板するベテラン投手。前立腺がんの発症年齢が高齢であることから、登場の機会がなく試合を終えることも多い。

強気で攻める！

■ カバジタキセル＋デキサメタゾン療法

　ホルモン薬やドセタキセルが耐性となった場合に登場する抑えの投手。発熱性好中球減少症（FN）の頻度が高く、サポーターである G-CSF 製剤の協力を得て治療を続ける必要がある。

（槙原克也）

膵がんチーム

切除不能進行・再発膵がん

手堅く抑える！

■ゲムシタビン＋アルブミン懸濁型パクリタキセル（ナブパクリタキセル）療法

　先発ピッチャーとして最も出場機会の多い選手。ナブパクリタキセルによる末梢神経障害により途中で戦線離脱することもあるが、攻め（治療効果）と守り（副作用）のバランスが取れたエースピッチャーである。

■ゲムシタビン単剤療法

　膵がん治療を古くから支えてきたベテラン選手。現在はほかの併用化学療法に比べると出場機会は少ないが、年齢や全身状態を考えて最も安全に使用できる選手として選出されることがある。

■ナノリポソームイリノテカン＋ 5-FU/LV 療法

　ゲムシタビンを含む薬物療法を行ったあとの2番手リリーフとして、確固たる地位を獲得したルーキー投手。

■ S-1 療法

　膵がん治療で唯一の経口薬であるが、連投し続けると故障やアクシデント（重篤な副作用）を引き起こす可能性があるため、休薬期間を設ける必要がある。また、術後補助化学療法として、現時点では最も優れた成績を残している。

強気で攻める！

■ FOLFIRINOX 療法

　切除不能進行・再発膵がんにおいて最強の選手である。先発ピッチャーとして起用されるが、一方で副作用のリスクも高く、出場にあたっては比較的若くて全身状態のよい患者に限定される。また、国際基準の用量では日本人は欧米人よりも副作用が強いため、日本のリーグでは海外のリーグよりも減量して使用される。

（槇原克也）

子宮頸がんチーム

周術期の薬物療法および切除不能進行・再発子宮頸がん

手堅く抑える！

■シスプラチン＋放射線併用療法

シスプラチンは放射線の相性がよく、バッテリーを組む（併用する）ことで効果が高められる。また、子宮頸がんは比較的若年の女性患者が多いため吐き気が起こりやすく、アプレピタントなどの制吐薬によるサポート体制が必要である。

■TP療法

子宮頸がんの薬物療法におけるエース投手。この場合、パクリタキセルの点滴時間が24時間とされており、外来で登板することはほとんどない。

■TC療法

腎機能や心機能により、シスプラチンが使いにくいケースで登板する。

■イリノテカン＋ネダプラチン療法

末梢神経障害を回避したいためにパクリタキセルを使用できないケースなどに登板する。ほかの治療に比べて好中球減少や血小板減少などのリスクが高く、投球前に必ず採血データを確認しておく必要がある。

強気で攻める！

■TP療法＋ベバシズマブ療法

TP療法にベバシズマブを加えることで、高血圧や出血、尿タンパク、血栓塞栓症などの副作用が上乗せされる。既往歴に注意して使用し、血圧の測定を毎日行うなど、患者指導も重要である。

（槇原克也）

おもな 58 レジメン

築山郁人（つきやま・いくと）名城大学 薬学部 病態解析学Ⅱ　教授

がん領域のおもな 58 レジメンを紹介します。レジメンのみかたは p.25 をご参照ください。

【　】内の数字は本書内の薬剤番号です（p.4～7 目次参照）。

「臓器監督が語る　がん種別チーム戦略！」（p.194～206）で紹介したレジメンとすべて対応はしていません。

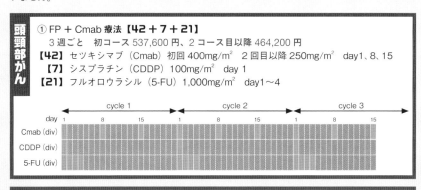

頭頸部がん

① FP ＋ Cmab 療法【42 ＋ 7 ＋ 21】
　3 週ごと　初コース 537,600 円、2 コース目以降 464,200 円
　【42】セツキシマブ（Cmab）初回 400mg/m²　2 回目以降 250mg/m²　day1、8、15
　【7】シスプラチン（CDDP）100mg/m²　day 1
　【21】フルオロウラシル（5-FU）1,000mg/m²　day1～4

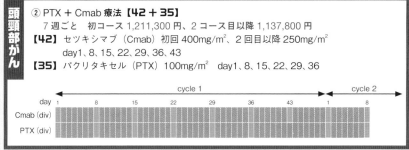

頭頸部がん

② PTX ＋ Cmab 療法【42 ＋ 35】
　7 週ごと　初コース 1,211,300 円、2 コース目以降 1,137,800 円
　【42】セツキシマブ（Cmab）初回 400mg/m²、2 回目以降 250mg/m²
　　　　day1、8、15、22、29、36、43
　【35】パクリタキセル（PTX）100mg/m²　day1、8、15、22、29、36

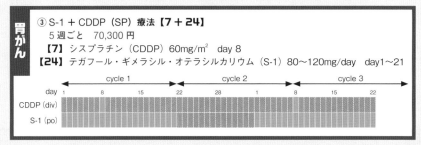

胃がん

③ S-1 ＋ CDDP（SP）療法【7 ＋ 24】
　5 週ごと　70,300 円
　【7】シスプラチン（CDDP）60mg/m²　day 8
　【24】テガフール・ギメラシル・オテラシルカリウム（S-1）80～120mg/day　day1～21

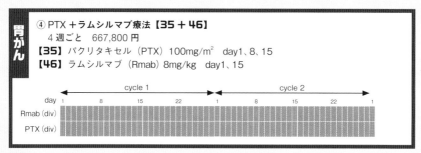

④ PTX ＋ラムシルマブ療法【35 ＋ 46】
4 週ごと 667,800 円
【35】 パクリタキセル（PTX）100mg/m² day1、8、15
【46】 ラムシルマブ（Rmab）8mg/kg day1、15

胃がん

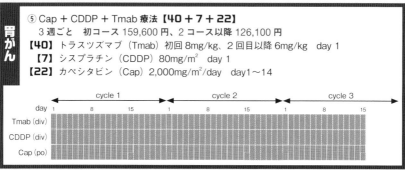

⑤ Cap ＋ CDDP ＋ Tmab 療法【40 ＋ 7 ＋ 22】
3 週ごと 初コース 159,600 円、2 コース以降 126,100 円
【40】 トラスツズマブ（Tmab）初回 8mg/kg、2 回目以降 6mg/kg day 1
【7】 シスプラチン（CDDP）80mg/m² day 1
【22】 カペシタビン（Cap）2,000mg/m²/day day1〜14

胃がん

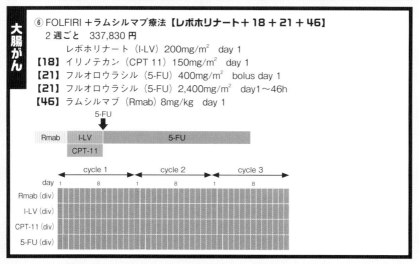

⑥ FOLFIRI ＋ラムシルマブ療法【レボホリナート＋ 18 ＋ 21 ＋ 46】
2 週ごと 337,830 円
レボホリナート（I-LV）200mg/m² day 1
【18】 イリノテカン（CPT 11）150mg/m² day 1
【21】 フルオロウラシル（5-FU）400mg/m² bolus day 1
【21】 フルオロウラシル（5-FU）2,400mg/m² day1〜46h
【46】 ラムシルマブ（Rmab）8mg/kg day 1

大腸がん

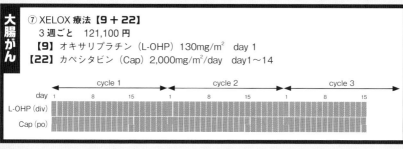

⑦ XELOX 療法【9 + 22】

3週ごと　121,100円

【9】オキサリプラチン（L-OHP）130mg/m² day 1

【22】カペシタビン（Cap）2,000mg/m²/day day1～14

大腸がん

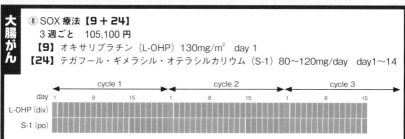

⑧ SOX 療法【9 + 24】

3週ごと　105,100円

【9】オキサリプラチン（L-OHP）130mg/m² day 1

【24】テガフール・ギメラシル・オテラシルカリウム（S-1）80～120mg/day day1～14

大腸がん

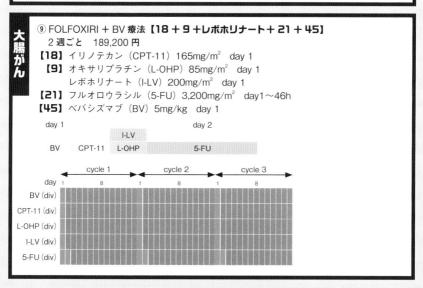

⑨ FOLFOXIRI + BV 療法【18 + 9 +レボホリナート+ 21 + 45】

2週ごと　189,200円

【18】イリノテカン（CPT-11）165mg/m² day 1

【9】オキサリプラチン（L-OHP）85mg/m² day 1

　　　レボホリナート（I-LV）200mg/m² day 1

【21】フルオロウラシル（5-FU）3,200mg/m² day1～46h

【45】ベバシズマブ（BV）5mg/kg day 1

大腸がん

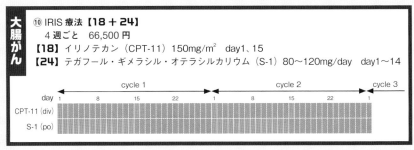

⑩ IRIS 療法【18 ＋ 24】
4週ごと　66,500円
【18】イリノテカン（CPT-11）150mg/m² day1、15
【24】テガフール・ギメラシル・オテラシルカリウム（S-1）80〜120mg/day day1〜14

大腸がん

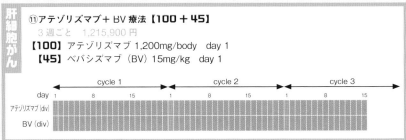

⑪アテゾリズマブ＋ BV 療法【100 ＋ 45】
3週ごと　1,215,900円
【100】アテゾリズマブ 1,200mg/body day 1
【45】ベバシズマブ（BV）15mg/kg day 1

肝細胞がん

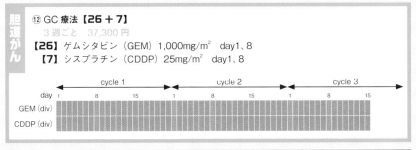

⑫ GC 療法【26 ＋ 7】
3週ごと　37,300円
【26】ゲムシタビン（GEM）1,000mg/m² day1、8
【7】シスプラチン（CDDP）25mg/m² day1、8

胆道がん

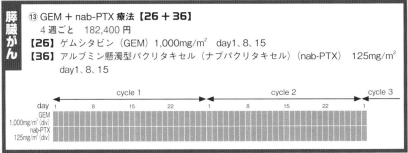

⑬ GEM ＋ nab-PTX 療法【26 ＋ 36】
4週ごと　182,400円
【26】ゲムシタビン（GEM）1,000mg/m² day1、8、15
【36】アルブミン懸濁型パクリタキセル（ナブパクリタキセル）（nab-PTX）125mg/m²
　　　　day1、8、15

膵臓がん

⑭ FOLFIRINOX 療法【9 ＋ 18 ＋レボホリナート＋ 21】

膵臓がん

2 週ごと　86,400 円
【9】 オキサリプラチン（L-OHP）85mg/m^2　day 1
【18】 イリノテカン（CPT-11）180mg/m^2　day 1
レボホリナート（I-LV）200mg/m^2　day 1
【21】 フルオロウラシル（5-FU）400mg/m^2　bolus day 1
【21】 フルオロウラシル（5-FU）2,400mg/m^2　day1〜46h

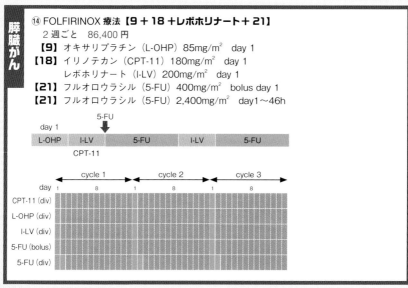

⑮ GEM ＋エルロチニブ療法【26 ＋ 53】

膵臓がん

4 週ごと　243,100 円
【26】 ゲムシタビン（GEM）1,000mg/m^2　day1、8、15
【53】 エルロチニブ 100mg　day1〜28

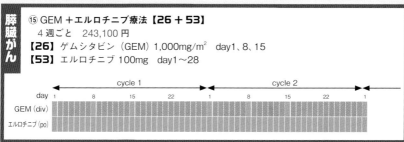

⑯ 5FU ＋ LV ＋ nal-IRI 療法【20 ＋ 21】

膵臓がん

4 週ごと　284,800 円
【20】 ナノリポソームイリノテカン（nal-IRI）70mg/m^2　day 1
レボホリナート（I-LV）200mg/m^2　day 1
【21】 フルオロウラシル（5-FU）2,400mg/m^2　day1〜46h

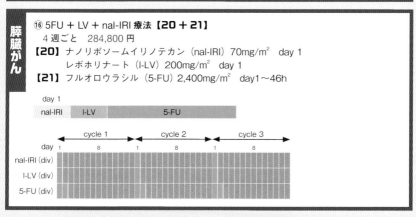

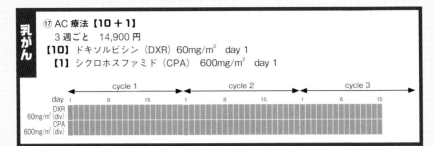

乳がん

⑰ AC 療法【10 ＋ 1】
3 週ごと　14,900 円
【10】ドキソルビシン（DXR）60mg/m² 　day 1
【1】シクロホスファミド（CPA）600mg/m² 　day 1

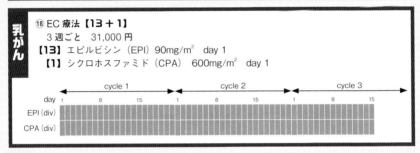

乳がん

⑱ EC 療法【13 ＋ 1】
3 週ごと　31,000 円
【13】エピルビシン（EPI）90mg/m² 　day 1
【1】シクロホスファミド（CPA）600mg/m² 　day 1

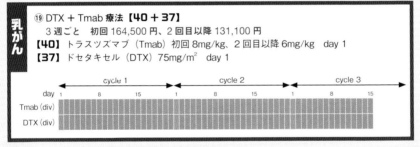

乳がん

⑲ DTX ＋ Tmab 療法【40 ＋ 37】
3 週ごと　初回 164,500 円、2 回目以降 131,100 円
【40】トラスツズマブ（Tmab）初回 8mg/kg、2 回目以降 6mg/kg　day 1
【37】ドセタキセル（DTX）75mg/m² 　day 1

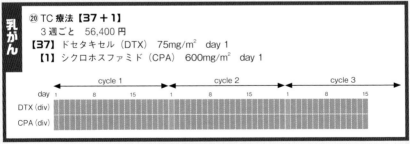

乳がん

⑳ TC 療法【37 ＋ 1】
3 週ごと　56,400 円
【37】ドセタキセル（DTX）75mg/m² 　day 1
【1】シクロホスファミド（CPA）600mg/m² 　day 1

乳がん

㉑ ペルツズマブ＋ Tmab ＋ DTX 療法【41 ＋ 40 ＋ 37】
3 週ごと　初回 164,500 円、2 回目以降 131,100 円
【41】 ペルツズマブ（PER）初回 840mg、2 回目以降 420mg　day 1
【40】 トラスツズマブ（Tmab）初回 8mg/kg、2 回目以降 6mg/kg　day 1
【37】 ドセタキセル（DTX）　75mg/m^2　day1

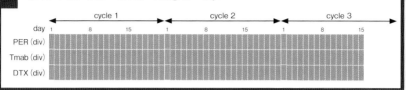

乳がん

㉒ T-DM1 療法【95】
3 週ごと　610,900 円
【95】 トラスツズマブ エムタンシン（T-DM1）　3.6mg/kg　day 1

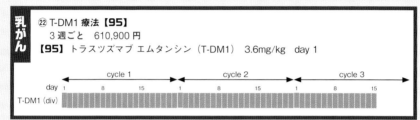

乳がん

㉓ PTX ＋ BV 療法【45 ＋ 35】
4 週ごと　372,100 円
【45】 ベバシズマブ（BV）10mg/kg　day1、15
【35】 パクリタキセル（PTX）　90mg/m^2　day1、8、15

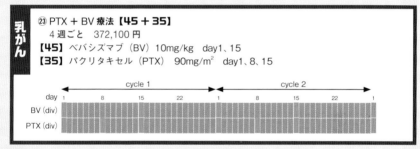

乳がん

㉔ nab-PTX ＋アテゾリズマブ療法【100 ＋ 36】
4 週ごと　595,600 円
【100】 アテゾリズマブ 840mg/body　day1、15
【36】 アルブミン懸濁型パクリタキセル（ナブパクリタキセル）（nab-PTX）100mg/m^2
day1、8、15

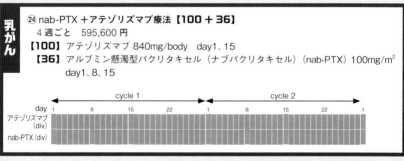

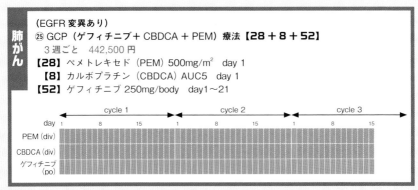

肺がん

（EGFR 変異あり）
㉕ GCP（ゲフィチニブ＋ CBDCA ＋ PEM）療法【28 ＋ 8 ＋ 52】
　3 週ごと　442,500 円
【28】ペメトレキセド（PEM）500mg/m² 　day 1
　【8】カルボプラチン（CBDCA）AUC5　day 1
【52】ゲフィチニブ 250mg/body　day1〜21

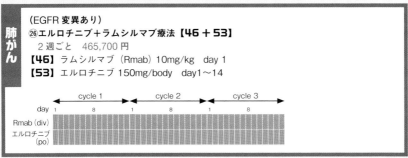

肺がん

（EGFR 変異あり）
㉖エルロチニブ＋ラムシルマブ療法【46 ＋ 53】
　2 週ごと　465,700 円
【46】ラムシルマブ（Rmab）10mg/kg　day 1
【53】エルロチニブ 150mg/body　day1〜14

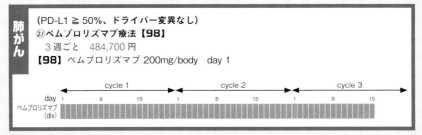

肺がん

（PD-L1 ≧ 50%、ドライバー変異なし）
㉗ペムブロリズマブ療法【98】
　3 週ごと　484,700 円
【98】ペムブロリズマブ 200mg/body　day 1

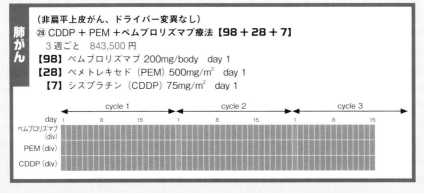

肺がん

（非扁平上皮がん、ドライバー変異なし）
㉘ CDDP ＋ PEM ＋ペムブロリズマブ療法【98 ＋ 28 ＋ 7】
　3 週ごと　843,500 円
【98】ペムブロリズマブ 200mg/body　day 1
【28】ペメトレキセド（PEM）500mg/m² 　day 1
　【7】シスプラチン（CDDP）75mg/m² 　day 1

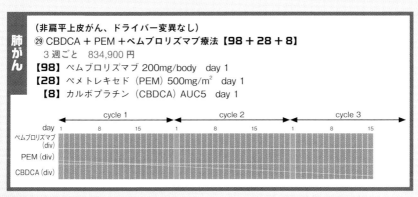

肺がん

（非扁平上皮がん、ドライバー変異なし）
㉙ CBDCA ＋ PEM ＋ペムブロリズマブ療法【98 ＋ 28 ＋ 8】
3 週ごと　834,900 円
【98】ペムブロリズマブ 200mg/body　day 1
【28】ペメトレキセド（PEM）500mg/m² 　day 1
　【8】カルボプラチン（CBDCA）AUC5　day 1

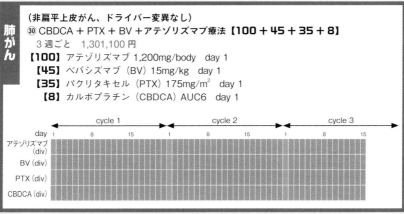

肺がん

（非扁平上皮がん、ドライバー変異なし）
㉚ CBDCA ＋ PTX ＋ BV ＋アテゾリズマブ療法【100 ＋ 45 ＋ 35 ＋ 8】
3 週ごと　1,301,100 円
【100】アテゾリズマブ 1,200mg/body　day 1
【45】ベバシズマブ（BV）15mg/kg　day 1
【35】パクリタキセル（PTX）175mg/m² 　day 1
　【8】カルボプラチン（CBDCA）AUC6　day 1

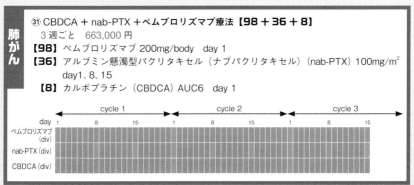

肺がん

㉛ CBDCA ＋ nab-PTX ＋ペムブロリズマブ療法【98 ＋ 36 ＋ 8】
3 週ごと　663,000 円
【98】ペムブロリズマブ 200mg/body　day 1
【36】アルブミン懸濁型パクリタキセル（ナブパクリタキセル）（nab-PTX）100mg/m²
　　　day1、8、15
　【8】カルボプラチン（CBDCA）AUC6　day 1

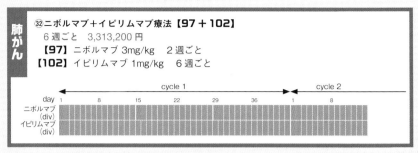

肺がん

㉜ニボルマブ＋イピリムマブ療法【97＋102】
6週ごと　3,313,200 円
【97】ニボルマブ 3mg/kg　2 週ごと
【102】イピリムマブ 1mg/kg　6 週ごと

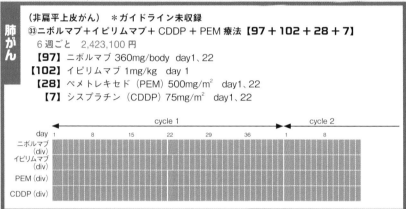

肺がん

（非扁平上皮がん）　＊ガイドライン未収録
㉝ニボルマブ＋イピリムマブ＋ CDDP ＋ PEM 療法【97＋102＋28＋7】
6週ごと　2,423,100 円
【97】ニボルマブ 360mg/body　day1、22
【102】イピリムマブ 1mg/kg　day 1
【28】ペメトレキセド（PEM）500mg/m² 　day1、22
【7】シスプラチン（CDDP）75mg/m² 　day1、22

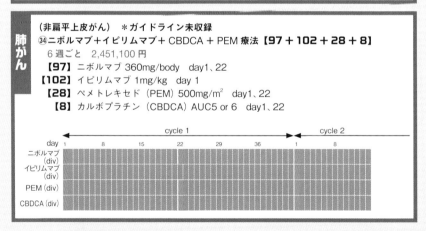

肺がん

（非扁平上皮がん）　＊ガイドライン未収録
㉞ニボルマブ＋イピリムマブ＋ CBDCA ＋ PEM 療法【97＋102＋28＋8】
6週ごと　2,451,100 円
【97】ニボルマブ 360mg/body　day1、22
【102】イピリムマブ 1mg/kg　day 1
【28】ペメトレキセド（PEM）500mg/m² 　day1、22
【8】カルボプラチン（CBDCA）AUC5 or 6　day1、22

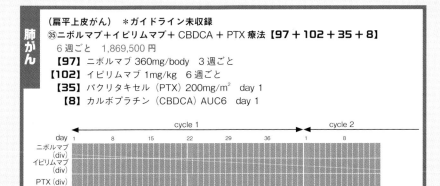

肺がん

（扁平上皮がん）＊ガイドライン未収録

㉟ニボルマブ＋イピリムマブ＋ CBDCA ＋ PTX 療法【97 ＋ 102 ＋ 35 ＋ 8】

6 週ごと　1,869,500 円

【97】ニボルマブ 360mg/body　3 週ごと

【102】イピリムマブ 1mg/kg　6 週ごと

【35】パクリタキセル（PTX）200mg/m² 　day 1

【8】カルボプラチン（CBDCA）AUC6　day 1

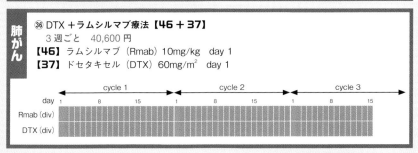

肺がん

㊱ DTX ＋ラムシルマブ療法【46 ＋ 37】

3 週ごと　40,600 円

【46】ラムシルマブ（Rmab）10mg/kg　day 1

【37】ドセタキセル（DTX）60mg/m² 　day 1

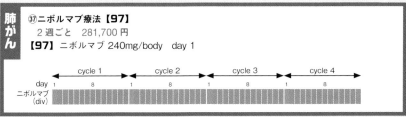

肺がん

㊲ニボルマブ療法【97】

2 週ごと　281,700 円

【97】ニボルマブ 240mg/body　day 1

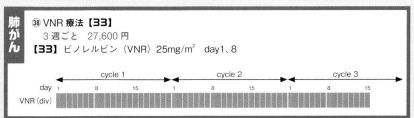

肺がん

㊳ VNR 療法【33】

3 週ごと　27,600 円

【33】ビノレルビン（VNR）25mg/m² 　day1、8

肺がん

（小細胞がん）
㊳ CDDP ＋ CPT-11 療法【18 ＋ 7】
　4 週ごと　31,700 円
【18】イリノテカン（CPT-11）60mg/m² 　day1、8、15
　【7】シスプラチン（CDDP）60mg/m² 　day 1

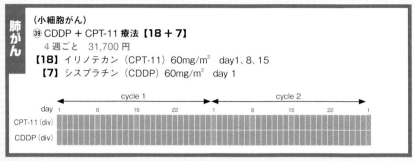

肺がん

（小細胞がん）
㊵ CDDP ＋ ETP 療法【19 ＋ 7】
　3 週ごと　40,600 円
【19】エトポシド（VP-16）100mg/m² 　day1〜3
　【7】シスプラチン（CDDP）80mg/m² 　day 1

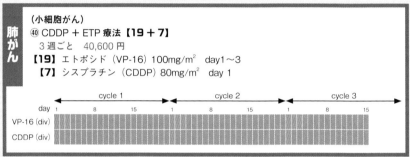

肺がん

㊶ AMR 療法【14】
　3 週ごと　56,600 円
【14】アムルビシン（AMR）40mg/m² 　day1〜3

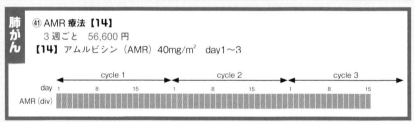

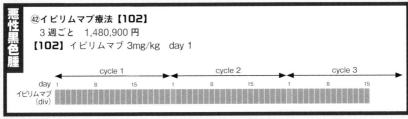

悪性黒色腫

㊷イピリムマブ療法【102】
3週ごと　1,480,900 円
【102】イピリムマブ 3mg/kg　day 1

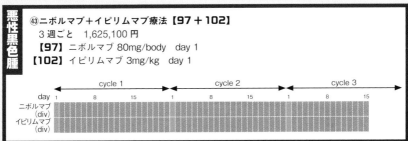

悪性黒色腫

㊸ニボルマブ＋イピリムマブ療法【97 ＋ 102】
3週ごと　1,625,100 円
【97】ニボルマブ 80mg/body　day 1
【102】イピリムマブ 3mg/kg　day 1

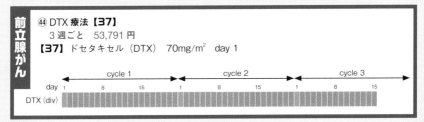

前立腺がん

㊹DTX 療法【37】
3週ごと　53,791 円
【37】ドセタキセル（DTX）70mg/m² day 1

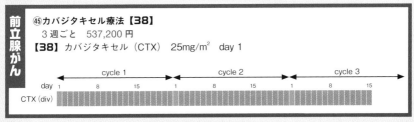

前立腺がん

㊺カバジタキセル療法【38】
3週ごと　537,200 円
【38】カバジタキセル（CTX）25mg/m²　day 1

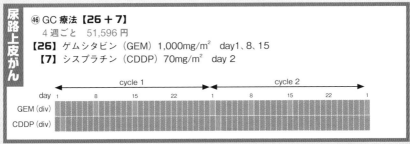

尿路上皮がん

㊻GC 療法【26 ＋ 7】
4週ごと　51,596 円
【26】ゲムシタビン（GEM）1,000mg/m²　day1、8、15
【7】シスプラチン（CDDP）70mg/m²　day 2

㊼ テムシロリムス療法【74】
1 週ごと　139,245 円
【74】テムシロリムス　25mg/body　day 1

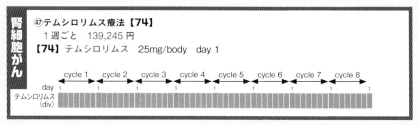

㊽ ddTC ＋ BV 療法【45 ＋ 35 ＋ 8】
3 週ごと　342,300 円
【45】ベバシズマブ（BV）15mg/kg　day 1
【35】パクリタキセル（PTX）80mg/m² 　day1、8、15
【8】カルボプラチン（CBDCA）AUC5～6　day 1

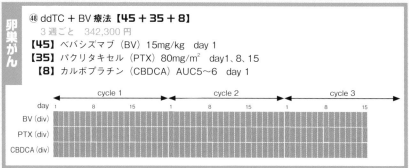

㊾ オラパリブ＋ BV 療法【45 ＋ 84】
3 週ごと　702,600 円
【45】ベバシズマブ 15mg/kg　day 1
【84】オラパリブ 1 回 300mg 1 日 2 回　day1～21

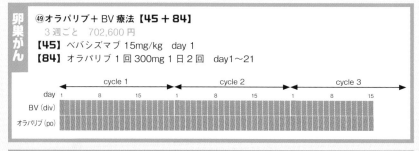

㊿ リポソーマルドキソルビシン療法【11】
3 週ごと　393,200 円
【11】リポソーマルドキソルビシン（PLD）50mg/m² 　day 1

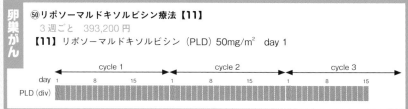

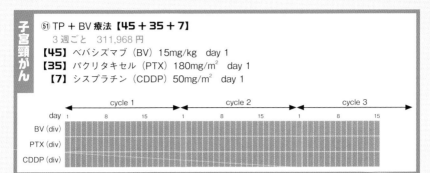

子宮頸がん

(51) TP＋BV療法【45＋35＋7】

3週ごと　311,968円

【45】ベバシズマブ（BV）15mg/kg　day 1
【35】パクリタキセル（PTX）180mg/m^2　day 1
【7】シスプラチン（CDDP）50mg/m^2　day 1

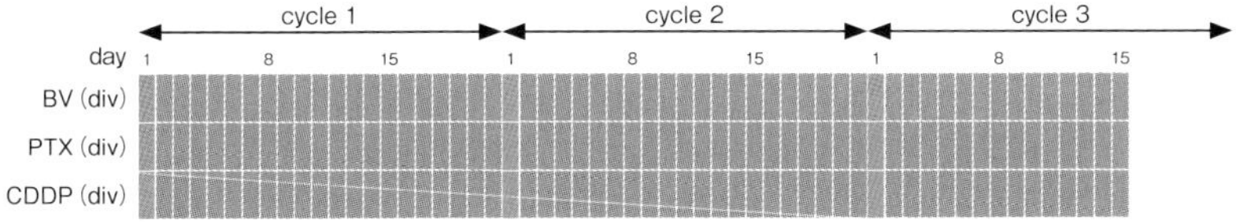

子宮体がん

(52) AP療法【10＋7】

3週ごと　24,479円

【10】ドキソルビシン（DXR）60mg/m^2　day 1
【7】シスプラチン（CDDP）50mg/m^2　day 1

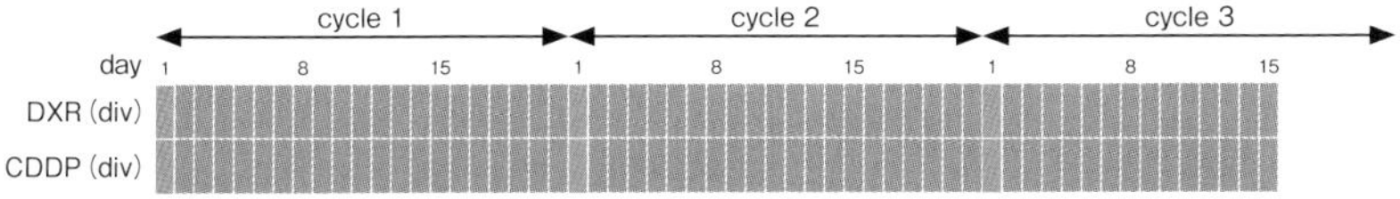

多発性骨髄腫

(53) BOR療法【75＋デキサメタゾン】

3週ごと　540,900円

【75】ボルテゾミブ（BOR）1.3mg/m^2　day1、4、8、11
デキサメタゾン（DEX）20mg/body　day1、2、4、5、8、9、11、12

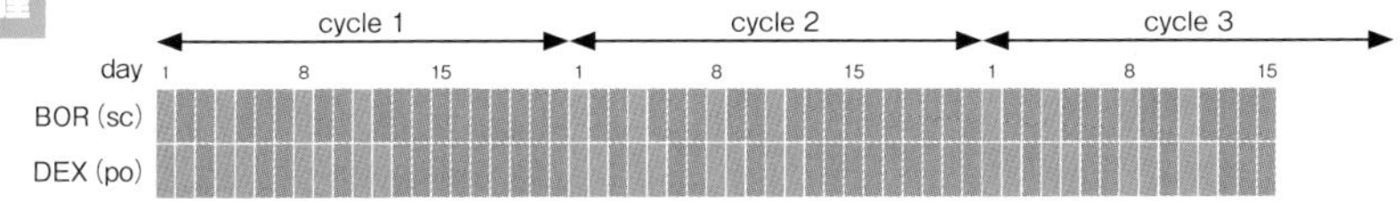

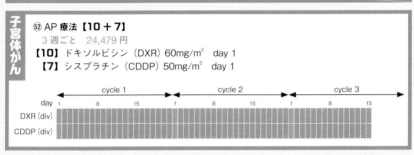

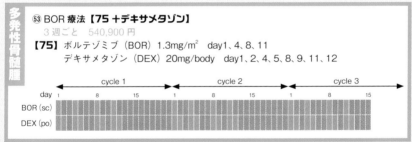

多発性骨髄腫

(54) KRD療法【76＋デキサメタゾン＋レナリドミド】

4週ごと　1,834,800円

【76】カルフィルゾミブ 27mg/m^2　day1、2、8、9、15、16（サイクル1のday1、2のみ20mg/m^2）
デキサメタゾン（DEX）20mg/body　day1、8、15、22
レナリドミド（Len）25mg/body　day1～21

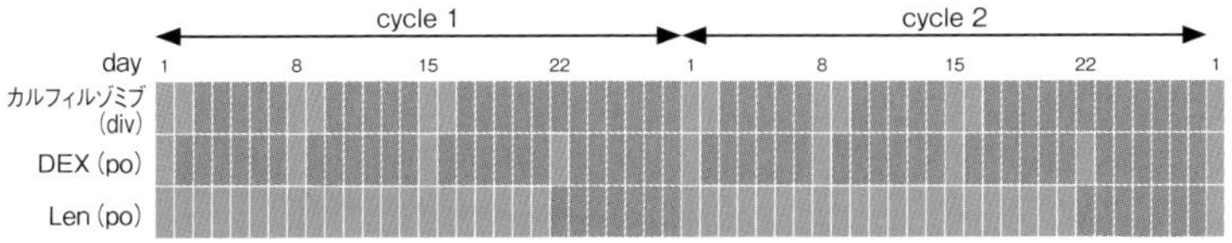

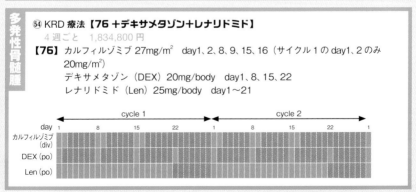

非ホジキンリンパ腫

(55) R-CHOP 療法 **【47＋31＋10＋1＋プレドニゾロン】**

3 週ごと　182,449 円

【47】 リツキシマブ（RTX）375mg/m^2　day 1
【31】 ビンクリスチン（VCR）1.4mg/m^2　day 2
【10】 ドキソルビシン（DXR）50mg/m^2　day 2
【1】 シクロホスファミド（CPA）750mg/m^2　day 2
プレドニゾロン（PSL）100mg/body　day2〜6

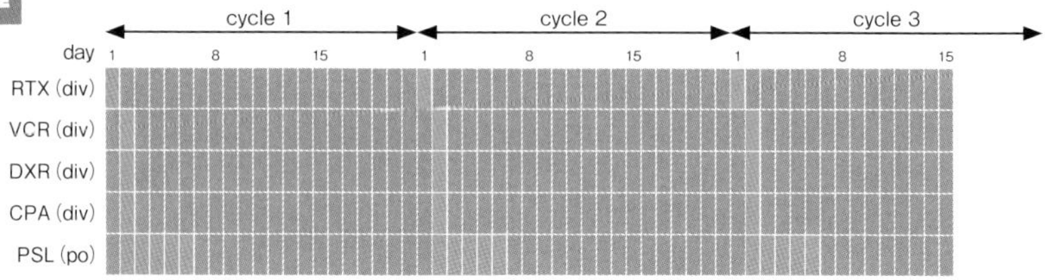

非ホジキンリンパ腫

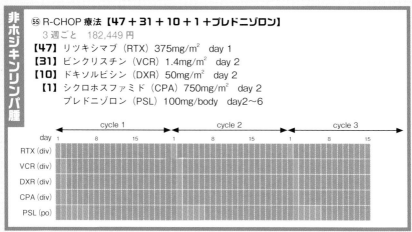

（低悪性度）

(56) オビヌツズマブ＋ベンダムスチン療法【オビヌツズマブ＋3】

4 週ごと　2,771,500 円

オビヌツズマブ 1,000mg/body　1 サイクル目 day1、8、15　2 サイクル目以降 day 1
【3】 ベンダムスチン 90mg/m^2　day1、2

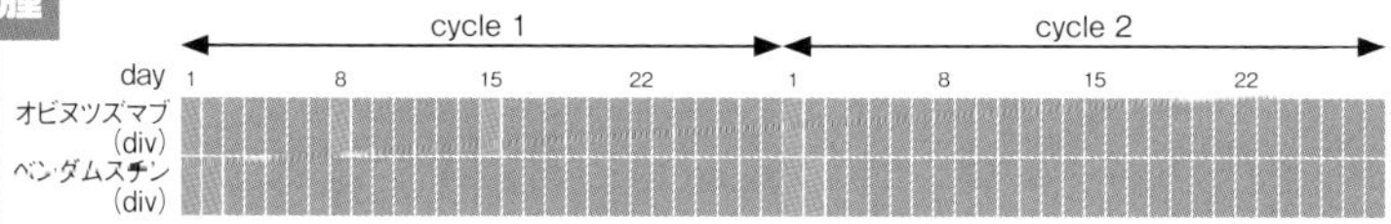

＊オビヌツズマブは本書未掲載

非ホジキンリンパ腫

（低悪性度）

(57) RB 療法 **【47＋3】**

3 週ごと　178,922 円

【47】 リツキシマブ（RTX）375mg/m^2　day 1
【3】 ベンダムスチン 90mg/m^2　day1、2

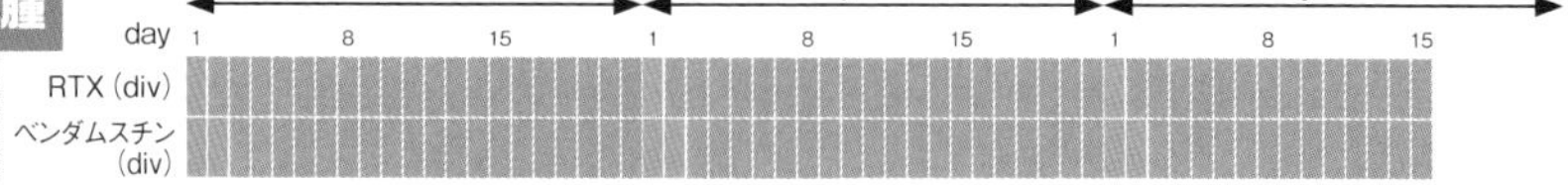

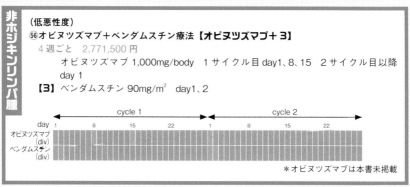

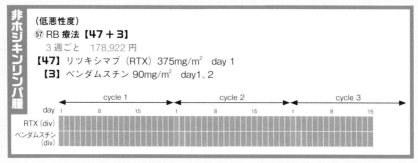

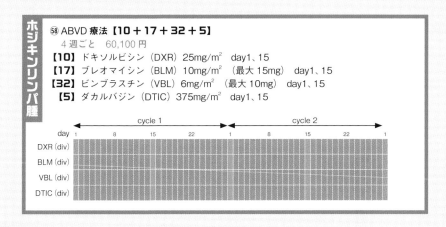

(58) ABVD 療法【10＋17＋32＋5】

4 週ごと　60,100 円

【10】 ドキソルビシン（DXR）25mg/m^2　day1、15
【17】 ブレオマイシン（BLM）10mg/m^2　（最大 15mg）　day1、15
【32】 ビンブラスチン（VBL）6mg/m^2　（最大 10mg）　day1、15
【5】 ダカルバジン（DTIC）375mg/m^2　day1、15

memo

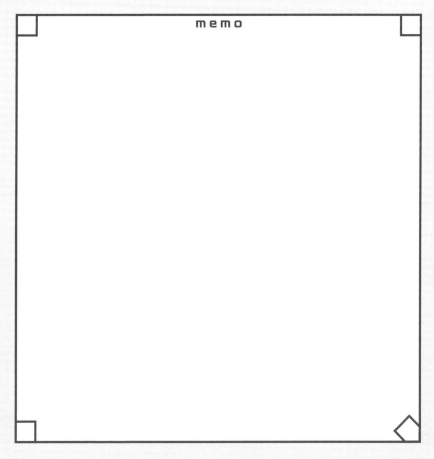

本書は、小社刊行の雑誌『YORi-SOU がんナーシング(旧 プロフェッショナルがんナーシング)』2017 年 2 号(7 巻 2 号)特集「野球のたとえでラクラク理解!がん化学療法おくすり選手名鑑 殺細胞性抗がん剤 38 +分子標的薬 27」に加筆・修正し、最新情報を大幅に追加して単行本化したものです。

YORi-SOU BOOKS
ヨ リ ソ ウ ブックス

がん薬物療法のおくすり選手名鑑
やくぶつりょうほう　　　　　　　　　せんしゅめいかん
―作用機序ごとのチーム分けで
さようきじょ　　　　　　わ
特徴・使い分け・ケアポイントが
とくちょう　つか　わ
パッとつかめる!

2022 年 1 月 1 日発行　第 1 版第 1 刷

編　著	三嶋 秀行
	みしまひでゆき
	槙原 克也
	まきはらかつや
発行者	長谷川 翔
発行所	株式会社メディカ出版
	〒532-8588
	大阪市淀川区宮原 3 - 4 - 30
	ニッセイ新大阪ビル 16F
	https://www.medica.co.jp/
編集担当	深見佳代
編集協力	中倉香代
装　幀	北尾 崇(HON DESIGN)
イラスト	富 圭愛
組　版	株式会社明昌堂
印刷・製本	株式会社シナノ パブリッシング プレス

© Hideyuki MISHIMA, 2022

ISBN978-4-8404-7825-0　　Printed and bound in Japan

当社出版物に関する各種お問い合わせ先(受付時間:平日 9:00〜17:00)
●編集内容については、編集局 06-6398-5048
●ご注文・不良品(乱丁・落丁)については、お客様センター 0120-276-591